CÓMO CONCENTRARSE: DE LA DISTRACCIÓN A LA DISCIPLINA

ELIMINA LAS DISTRACCIONES, AUMENTA LA PRODUCTIVIDAD Y MANTÉN EL RUMBO SIN AGOBIO

LAURA BENNETT

ÍNDICE

INTRODUCCIÓN

Imagina a Sarah, una talentosa ingeniera de software con sueños de lanzar su propia empresa tecnológica. A pesar de sus ideas innovadoras y habilidades técnicas, Sarah se encontraba constantemente luchando contra las distracciones. Notificaciones de redes sociales, correos electrónicos interminables y la tentación de su smartphone saboteaban su productividad diariamente. A medida que las semanas se convertían en meses, el sueño de Sarah parecía alejarse cada vez más.

Eso fue, hasta que descubrió el poder de la disciplina enfocada.

Al implementar estrategias para aprovechar su atención, Sarah no solo lanzó su startup, sino que la convirtió en una empresa multimillonaria en tres años. Su viaje de la distracción al éxito es solo un ejemplo del poder transformador del enfoque.

En el mundo acelerado e hiperconectado de hoy, la historia de Sarah está lejos de ser única. Muchos de nosotros nos encontramos ahogándonos en un mar de distracciones, nuestra productividad y sueños hundiéndose lentamente bajo las olas de interrupciones constantes y atención dispersa.

¿Pero qué pasaría si te dijera que tienes el poder de cambiar esto? ¿Qué tal si pudieras transformar tu relación con el enfoque y la productividad, logrando más en menos tiempo y con menos estrés?

Esto es precisamente lo que este libro pretende ayudarte a lograr.

El Propósito de Este Libro

"Dominar el Enfoque: Transforma la Distracción en Disciplina" es tu guía integral para recuperar tu atención y potenciar tu productividad. Este libro tiene como objetivo equiparte con estrategias prácticas y respaldadas por la ciencia para transformar la distracción en disciplina. Exploraremos cómo reconfigurar tu cerebro para el enfoque, implementar sistemas de productividad que funcionen y desarrollar hábitos que apoyen la atención sostenida.

Al final de este libro, tendrás un conjunto de herramientas completo para:

- Mejorar tu productividad
- Alcanzar tus metas de manera más eficiente
- Reducir el estrés y la ansiedad a menudo asociados con una mente dispersa

Para Quién Es Este Libro

Ya sea que seas un profesional ocupado manejando múltiples proyectos, un estudiante que busca la excelencia académica, o cualquier persona que desee mejorar su enfoque y productividad, este libro es para ti. Si alguna vez:

- Te has sentido abrumado por las distracciones
- Has luchado por completar tareas importantes
- Has deseado lograr más en menos tiempo

- Has deseado poder mantenerte enfocado por períodos más largos

Entonces encontrarás valiosos conocimientos y consejos prácticos en estas páginas.

Este libro es especialmente beneficioso para aquellos que desean mejorar su productividad, reducir el estrés causado por interrupciones constantes y desarrollar hábitos duraderos para un enfoque sostenido.

Nuestra Enfoque Único

A diferencia de otros libros de productividad que ofrecen soluciones de talla única, "Dominar el Enfoque" combina neurociencia de vanguardia, psicología y ejercicios prácticos para un enfoque holístico del dominio del enfoque. Profundizaremos en la biología de la atención, exploraremos técnicas psicológicas para manejar las distracciones y proporcionaremos estrategias personalizables que puedes adaptar a tu estilo de vida y metas únicas.

Al entender tanto el 'por qué' como el 'cómo' del enfoque, estarás equipado para hacer cambios duraderos que van más allá de simples trucos de productividad. Este libro no solo te dice qué hacer, sino que te ayuda a entender por qué funciona y cómo hacerlo funcionar para ti.

Lo Que Está por Venir: Tu Hoja de Ruta para Dominar el Enfoque

A lo largo de este libro, emprenderemos un viaje para transformar tu relación con el enfoque y la productividad. Aquí tienes un vistazo de lo que te espera:

1. La Neurociencia del Enfoque: Comenzaremos explorando la ciencia de la atención y por qué es tan crucial en el mundo actual. Entender cómo tu cerebro procesa la información y maneja la atención es el primer paso para mejorar tu enfoque.

2. La Epidemia de Distracción: A continuación, examinaremos el panorama moderno de las distracciones y su impacto en nuestras vidas y productividad. Reconocer al enemigo es la mitad de la batalla ganada.

3. Mindfulness: La Base del Enfoque: Aprende cómo las prácticas de mindfulness pueden fortalecer tu capacidad de concentración y resistir las distracciones.

4. El Entorno de Enfoque: Descubre cómo diseñar tus espacios físicos y digitales para apoyar un enfoque profundo y minimizar las interrupciones.

5. Bloqueo de Tiempo y Trabajo Profundo: Explora técnicas efectivas de gestión del tiempo que permiten períodos sostenidos de enfoque de alta calidad.

6. El Poder del Monotarea: Entiende por qué la multitarea es un mito y cómo aprovechar el poder de hacer una cosa a la vez.

7. Aprovechando los Estados de Flujo: Aprende cómo acceder al estado de 'flujo' para lograr una productividad y disfrute máximos en tu trabajo.

8. La Dieta del Enfoque: Explora cómo la nutrición, el sueño y el ejercicio impactan tu capacidad de concentración y enfoque.

9. Tecnología como Aliada: Descubre cómo usar la tecnología para mejorar tu enfoque en lugar de distraerte.

10. Manteniendo el Enfoque a Largo Plazo: Finalmente, veremos cómo construir y mantener hábitos que apoyen la productividad a largo plazo y el logro de metas.

Tu Viaje Comienza Ahora

El viaje para dominar el enfoque comienza ahora. A medida que pases por estas páginas, comprométete no solo a leer, sino a comprometerte activamente con el contenido. Prueba los ejercicios, reflexiona sobre los conocimientos y sé paciente contigo mismo mientras desarrollas nuevos hábitos.

Recuerda, transformar la distracción en disciplina es una habilidad que se puede aprender y perfeccionar con el tiempo. No se trata de perfección, sino de progreso. Cada paso que das hacia un mejor enfoque es un paso hacia una versión más productiva, menos estresada y más realizada de ti mismo.

Tu futuro yo, más enfocado y exitoso, está esperando. Comencemos este viaje transformador juntos.

¿Estás listo para dominar tu enfoque y transformar tu vida? Pasa la página, y comencemos.

1

LA NEUROCIENCIA DEL ENFOQUE

ENTENDIENDO LAS REDES DE ATENCIÓN DEL CEREBRO

Nuestros cerebros son órganos increíbles, capaces de procesar vastas cantidades de información cada segundo. Pero, ¿alguna vez te has preguntado cómo logramos concentrarnos en tareas o estímulos específicos en medio del constante flujo de información sensorial? La respuesta reside en las intrincadas redes dentro de nuestros cerebros que trabajan juntas para controlar la atención y el enfoque.

Vamos a sumergirnos en el fascinante mundo de la neurociencia y explorar las tres principales redes de atención que nos ayudan a navegar nuestro complejo mundo.

La Red de Alerta: El Vigilante de Tu Cerebro

Imagina que estás caminando por una calle concurrida. Los autos están tocando la bocina, la gente está conversando y los escaparates compiten por tu atención. ¿Cómo logra tu cerebro mantenerse alerta y listo para responder a peligros potenciales o estímulos importantes?

Entra la red de alerta. Este sistema actúa como un vigilante vigilante, escaneando constantemente tu entorno y manteniendo un estado de preparación. Es lo que te mantiene alerta y te ayuda a reaccionar rápidamente cuando es necesario.

La red de alerta está estrechamente ligada al sistema de norepinefrina del cerebro. Este neurotransmisor juega un papel crucial en el arousal y la vigilancia. Cuando tu red de alerta está funcionando correctamente, te sientes despierto y atento, pero una red de alerta hiperactiva puede llevar a la ansiedad y la hipervigilancia, mientras que una poco activa podría resultar en somnolencia o falta de atención.

La Red de Orientación: El Foco de Tu Cerebro

Ahora, digamos que todavía estás en esa calle concurrida, pero de repente escuchas a alguien llamar tu nombre. Tu atención se dirige inmediatamente hacia la fuente de ese sonido. Esta es tu red de orientación en acción.

La red de orientación actúa como un reflector, dirigiendo tu atención a estímulos específicos en tu entorno. Te ayuda a concentrarte en lo que es importante y a filtrar información irrelevante. Esta red involucra varias regiones del cerebro, incluyendo:

- La corteza parietal
- Los campos oculares frontales
- El colículo superior

Estas áreas trabajan juntas para controlar los movimientos oculares y cambiar tu atención de un estímulo a otro. La red de orientación es particularmente importante para la atención visual, pero también juega un papel en otros sentidos.

Una red de orientación bien funcionante te permite:

- Cambiar rápidamente tu atención a estímulos relevantes
- Ignorar distracciones
- Procesar eficientemente la información visual

La Red de Control Ejecutivo: El CEO de tu Cerebro

Finalmente, consideremos un escenario más complejo. Estás en el trabajo, tratando de completar un proyecto importante mientras gestionas correos electrónicos entrantes e interrupciones ocasionales de colegas. ¿Cómo maneja tu cerebro estas demandas en competencia?

Aquí es donde entra en juego la red de control ejecutivo. Piénsalo como el CEO de tu cerebro, responsable de gestionar tareas cognitivas complejas y tomar decisiones. Esta red está principalmente asociada con la corteza prefrontal y desempeña un papel crucial en:

- Cambio de tareas
- Resolución de conflictos
- Memoria de trabajo
- Control inhibitorio

La red de control ejecutivo es lo que te permite mantenerte enfocado en tu tarea principal mientras manejas interrupciones y tomas decisiones sobre qué priorizar. Es la red que te ayuda a resistir la tentación de revisar tu teléfono cada cinco minutos o evitar desviarte con tareas menos importantes.

Una red de control ejecutivo fuerte es esencial para:

- Mantener el enfoque en objetivos a largo plazo
- Resistir distracciones
- Tomar decisiones complejas

- Regular emociones

El Baile de la Actividad Neural: Un Estudio de Caso

Para apreciar verdaderamente la complejidad de estas redes de atención, veamos un fascinante estudio de caso realizado por la Dra. Sarah Chen, una destacada neurocientífica de la Universidad de Stanford.

La Dra. Chen utilizó imágenes de resonancia magnética funcional (fMRI) para observar cómo estas redes se activan de manera diferente cuando los sujetos realizan varias tareas que demandan atención. Su estudio involucró a 50 participantes que debían completar una serie de tareas mientras se monitoreaba su actividad cerebral.

Tarea 1: Atención Sostenida

Se pidió a los participantes que observaran una pantalla y presionaran un botón cada vez que apareciera una forma específica. Esta tarea involucró principalmente la red de alerta, ya que los sujetos debían mantener la vigilancia durante un período prolongado.

La Dra. Chen observó un aumento de actividad en el locus coeruleus, una región del tronco cerebral asociada con el sistema de noradrenalina. Esta activación se correlacionó con la capacidad de los participantes para mantener la atención durante toda la tarea.

Tarea 2: Búsqueda Visual

En esta tarea, los participantes debían encontrar un objeto objetivo entre un campo de distractores. Este ejercicio dependía en gran medida de la red de orientación.

Los resultados del fMRI mostraron una actividad aumentada en la corteza parietal y en los campos oculares frontales mientras los participantes escaneaban el campo visual. Curiosamente, aquellos que tuvieron un mejor desempeño en la tarea mostraron patrones de activación más eficientes, lo que sugiere que la práctica puede mejorar el funcionamiento de la red de orientación.

Tarea 3: Multitarea

La tarea final requería que los participantes resolvieran problemas matemáticos mientras recordaban simultáneamente una secuencia de letras. Esta tarea compleja involucró a la red de control ejecutivo.

El equipo de la Dra. Chen observó una activación significativa en la corteza prefrontal durante esta tarea. También notaron que las personas que tuvieron un mejor desempeño en esta tarea mostraron una actividad más coordinada entre diferentes regiones de la corteza prefrontal, destacando la importancia de la conectividad neural en la función ejecutiva.

Lo que el estudio de la Dra. Chen reveló no fue solo los roles individuales de estas redes, sino cómo trabajan juntas en un complejo baile de actividad neural. Cuando los participantes se involucraron en el ejercicio de multitarea, por ejemplo, las tres redes mostraron niveles variables de activación, trabajando en conjunto para gestionar la carga cognitiva exigente.

Las Implicaciones para el Enfoque

Comprender estas redes de atención tiene profundas implicaciones sobre cómo abordamos el enfoque y la productividad. Al reconocer los roles distintivos de cada red, podemos desarrollar estrategias para mejorar su función y trabajar con las tendencias naturales de nuestro cerebro en lugar de en contra de ellas.

Por ejemplo:

- Para apoyar la red de alerta, podríamos asegurarnos de estar bien descansados y crear un ambiente que promueva la alerta sin sobrestimulación.

- Para optimizar la red de orientación, podríamos minimizar el desorden visual en nuestro espacio de trabajo y usar herramientas como auriculares con cancelación de ruido para reducir las distracciones auditivas.
- Para fortalecer la red de control ejecutivo, podríamos practicar la meditación mindfulness o participar en actividades que desafíen nuestro control cognitivo, como aprender un nuevo idioma o instrumento.

Mientras continuamos nuestro viaje a través de este libro, exploraremos técnicas prácticas que aprovechan estos mecanismos neuronales para mejorar nuestro enfoque y productividad. Recuerda, tu cerebro es una herramienta poderosa, y al comprender su funcionamiento, puedes aprender a aprovechar todo su potencial.

EL PAPEL DE LA DOPAMINA EN EL ENFOQUE Y LA DISTRACCIÓN

El papel de la dopamina en el enfoque y la distracción

Cuando se trata de entender el enfoque y la distracción, no podemos ignorar a la estrella del espectáculo: la dopamina. Este pequeño neurotransmisor juega un papel enorme en cómo prestamos atención, nos mantenemos motivados y nos sentimos recompensados. Adentrémonos en el mundo de la dopamina y veamos cómo afecta nuestra capacidad de enfoque.

Dopamina: La Química del Bienestar

La dopamina a menudo se llama el "químico del bienestar", pero eso es un poco de una simplificación excesiva. Es más preciso pensar en la dopamina como un motivador. Es el químico que te hace querer hacer cosas. Cuando tu cerebro libera dopamina, te sientes bien y quieres repetir cualquier acción que causó esa liberación.

Este sistema funcionó genial para nuestros antepasados. ¿Encontrar comida? Liberación de dopamina. ¿Evitar un depredador? Liberación de dopamina. Los motivó a repetir comportamientos que eran buenos para la supervivencia. Pero en nuestro mundo moderno, las cosas se han vuelto un poco más complicadas.

La Conexión Dopamina-Enfoque

Entonces, ¿cómo se relaciona la dopamina con el enfoque? Libera dopamina. Esta liberación de dopamina hace dos cosas importantes:

1. Te hace sentir bien, lo que te motiva a seguir haciendo la tarea.

2. Te ayuda a concentrarte al mejorar las señales en tu cerebro relacionadas con esa tarea.

Por eso puede resultarte más fácil concentrarte en cosas que disfrutas. Tu cerebro literalmente te recompensa por prestarles atención.

La Otra Cara: Baja Dopamina y Dificultad para Concentrarse

Por otro lado, cuando los niveles de dopamina son bajos, concentrarse se convierte en un verdadero desafío. Las tareas que no desencadenan inmediatamente una liberación de dopamina pueden parecerte tediosas. Es posible que te distraigas fácilmente o que tengas problemas para mantenerte en la tarea.

Por eso las personas con condiciones como el TDAH, que involucran irregularidades de dopamina, a menudo tienen problemas con el enfoque y la atención. Sus cerebros no reciben las mismas señales de recompensa por mantenerse en la tarea.

La Epidemia Moderna de Distracción

Ahora, aquí es donde las cosas se complican en nuestro mundo moderno. Estamos rodeados de cosas diseñadas para darnos golpes rápidos de dopamina. Notificaciones de redes sociales, videojuegos, incluso el sonido de un nuevo correo electrónico, todos desencadenan pequeñas liberaciones de dopamina.

Estos golpes rápidos son increíblemente atractivos para nuestros cerebros. Son fáciles de obtener y se sienten bien. El problema es que pueden dificultarnos concentrarnos en tareas que no brindan una gratificación tan inmediata.

Veamos un ejemplo de la vida real para ver cómo esto se desarrolla.

La Historia de Sarah: Una Montaña Rusa de Dopamina

Conozcan a Sarah, una estudiante universitaria de 20 años que estudia Biología. Es inteligente y ambiciosa, pero últimamente ha estado luchando con sus estudios. Sigamos su día típico para ver cómo la dopamina afecta su concentración.

Mañana: La Concentración Fácil

Sarah se despierta y revisa su teléfono. Tiene algunos "me gusta" en su última publicación de Instagram, y hay un meme divertido en el chat grupal. Su cerebro recibe un pequeño golpe de dopamina y se encuentra desplazándose durante los siguientes 20 minutos.

Finalmente deja su teléfono y comienza a prepararse para su día. Tiene una rutina matutina de yoga y meditación que disfruta. Mientras realiza sus posturas, se siente centrada y enfocada. Su cerebro está liberando dopamina mientras participa en esta actividad placentera, reforzando su atención en la tarea.

Media Mañana: Comienza la Lucha

Sarah se dirige a su primera clase del día: Química Orgánica. Encuentra la asignatura desafiante y no particularmente agradable. Cuando el profesor comienza a dar la clase, Sarah nota que su mente comienza a divagar. Sigue mirando el reloj y su mano tiene ganas de alcanzar su teléfono.

¿Qué está pasando aquí? La clase no está proporcionando la misma recompensa inmediata de dopamina que su rutina matutina o las redes sociales. Su cerebro está buscando esa sustancia química que se siente bien, lo que le dificulta concentrarse en la tarea menos gratificante inmediatamente.

Tarde: Encontrando el Flujo

Después del almuerzo, Sarah tiene un laboratorio de biología. Esta es su clase favorita. Le encanta la naturaleza práctica de los experimentos y encuentra fascinante la materia. Mientras se sumerge en el trabajo de laboratorio, pierde la noción del tiempo. Dos horas pasan volando y se sorprende cuando el profesor anuncia el final de la clase.

Esto es la dopamina trabajando a favor de Sarah. La naturaleza atractiva y disfrutable de la tarea está desencadenando la liberación de dopamina, ayudándola a mantener la concentración y la atención. Está experimentando lo que los psicólogos llaman un "estado de flujo", un período de profunda concentración y compromiso.

Noche: El Baile de la Distracción

Sarah se prepara para una noche de estudio. Sabe que necesita repasar sus notas de Química Orgánica, pero lo está temiendo. Abre su libro de texto, pero también deja su teléfono cerca "en caso de emergencia".

Mientras intenta estudiar, se encuentra constantemente distraída. Aparece una notificación: su amiga la etiquetó en un TikTok divertido. Se dice a sí misma que solo lo verá rápidamente. Veinte minutos después, todavía está desplazándose por videos.

Cada notificación, cada video, cada interacción le está dando al cerebro de Sarah un pequeño golpe de dopamina. Estas recompensas rápidas y fáciles son mucho más atractivas para su cerebro que la gratificación retrasada de estudiar. Está atrapada en un ciclo de distracción impulsado por la dopamina.

Media Noche: La Sesión de Estudio de Emergencia

Al darse cuenta de lo poco que ha estudiado, Sarah decide pasar la noche en vela. Apaga su teléfono y se obliga a concentrarse en sus notas. Al principio es una lucha, pero a medida que comienza a entender algunos de los conceptos, le resulta un poco más fácil continuar.

Esto ilustra un punto importante sobre la dopamina y la concentración: a veces, tienes que superar la incomodidad inicial para llegar a la recompensa. A medida que Sarah comienza a comprender el material, su cerebro comienza a liberar pequeñas cantidades de dopamina, reforzando su concentración.

La Conclusión: Trabajar Con el Sistema de Recompensas de Tu Cerebro

El día de Sarah ilustra la compleja relación entre la dopamina, la concentración y la distracción. Entonces, ¿cómo podemos usar este entendimiento para mejorar nuestra capacidad de concentración? Aquí hay algunas estrategias:

1. Crea entornos gratificantes para tareas difíciles: Si te cuesta concentrarte en algo, intenta hacerlo más agradable. Quizás podrías estudiar en una bonita cafetería o recompensarte con descansos cortos después de períodos de trabajo concentrado.

2. Minimiza los golpes fáciles de dopamina: Reduce la tentación de distracciones rápidas apagando las notificaciones o utilizando bloqueadores de aplicaciones durante los períodos de trabajo.

3. Construye impulso: Recuerda que a veces necesitas superar la incomodidad inicial. La recompensa de dopamina podría llegar después de haber estado trabajando un tiempo y comenzar a progresar.

4. Aprovecha tus intereses naturales: Cuando sea posible, intenta conectar tareas con cosas que naturalmente disfrutas. Esto puede ayudar a desencadenar más liberación de dopamina y facilitar la concentración.

5. Practica la atención plena: La atención plena puede ayudarte a ser más consciente de tus impulsos y mejor capaz de resistir distracciones.

6. Haz ejercicio regularmente: La actividad física puede ayudar a regular tu sistema de dopamina, potencialmente facilitando la concentración en tareas menos gratificantes inmediatamente.

Entender el papel de la dopamina en la concentración y la distracción no significa que estés a merced de la química de tu cerebro. En cambio, te da el poder de trabajar con las tendencias naturales de tu cerebro, creando un entorno y hábitos que apoyen la concentración sostenida.

Recuerda, la concentración es una habilidad que se puede desarrollar. Al entender la neurociencia detrás de ella, incluido el papel crucial de la dopamina, estás dando el primer paso hacia el dominio de tu atención y el logro de tus objetivos. En los próximos capítulos, exploraremos más estrategias para aprovechar el potencial de tu cerebro y cultivar una concentración láser en nuestro mundo lleno de distracciones.

NEUROPLASTICIDAD Y ENTRENAMIENTO DEL CEREBRO PARA LA CONCENTRACIÓN

Neuroplasticidad y entrenamiento del cerebro para la concentración

El cerebro humano es un órgano asombroso. No es solo una masa estática de materia gris en nuestros cráneos. Es una red dinámica y siempre cambiante de neuronas que puede adaptarse y reconfigurarse según nuestras experiencias y prácticas. Esta habilidad se llama neuroplasticidad, y es la clave para entender cómo podemos entrenar a nuestros cerebros para mejorar en la concentración.

¿Qué es la Neuroplasticidad?

La neuroplasticidad es la capacidad del cerebro para formar nuevas conexiones neuronales a lo largo de la vida. Es como si tu cerebro fuera una ciudad, y la neuroplasticidad es el planificador urbano que constantemente construye nuevas carreteras y autopistas para que el tráfico (información) fluya más suavemente.

Cuando repetimos una acción o pensamiento, fortalecemos las vías neuronales asociadas con ello. Es como convertir un camino de tierra en una carretera pavimentada mediante el uso repetido. Esto significa que con la práctica constante, podemos cambiar la estructura física de nuestros cerebros para mejorar en la concentración.

Veamos cómo podemos usar la neuroplasticidad a nuestro favor en el entrenamiento de nuestros cerebros para una mejor concentración.

Meditación y Atención Plena: El Entrenamiento de la Concentración

Si la concentración fuera un músculo, la meditación sería su gimnasio. Numerosos estudios han demostrado que la práctica regular de la meditación puede llevar a cambios en el cerebro que mejoran la atención y la concentración.

Cuando meditas, básicamente le estás dando un entrenamiento a tus redes de atención. Estás practicando el acto de notar cuando tu mente divaga y gentilmente llevarla de vuelta a un punto de enfoque. Con el tiempo, esto fortalece las vías neuronales involucradas en el control de la atención.

Un estudio publicado en las Actas de la Academia Nacional de Ciencias encontró que solo 11 horas de entrenamiento en meditación durante un mes llevaron a cambios estructurales en las regiones del cerebro asociadas con la autorregulación y la atención.

Aquí tienes un ejercicio de meditación simple que puedes probar:

1. Siéntate cómodamente y cierra los ojos.

2. Concéntrate en tu respiración, notando la sensación del aire entrando y saliendo.

3. Cuando tu mente divague (y lo hará), suavemente lleva tu atención de vuelta a la respiración.

4. Comienza con solo 5 minutos al día y gradualmente aumenta la duración.

Recuerda, el objetivo no es tener una mente perfectamente clara. El verdadero ejercicio ocurre cada vez que notas que tu mente ha divagado y la llevas de vuelta al enfoque. ¡Eso es el equivalente mental de una flexión de bíceps para tus músculos de atención!

Juegos de Entrenamiento Cognitivo: Mejorando tu Enfoque

Aunque todavía no hay consenso sobre si los juegos de entrenamiento cerebral pueden mejorar la función cognitiva general, algunos estudios sugieren que pueden mejorar aspectos específicos de la atención.

Juegos que requieren atención sostenida, toma de decisiones rápidas y cambio de tareas pueden potencialmente fortalecer las redes neuronales involucradas en estos procesos. Es como hacer ejercicios específicos para apuntar a grupos musculares particulares.

Algunos juegos populares de entrenamiento cognitivo incluyen:

- Lumosity: Ofrece una variedad de juegos enfocados en diferentes habilidades cognitivas.
- Dual N-Back: Un desafiante juego de memoria que ha demostrado mejorar la memoria de trabajo.
- NeuroNation: Proporciona entrenamiento cerebral personalizado basado en investigación científica.

Aunque estos juegos pueden ser divertidos y potencialmente beneficiosos, es importante abordarlos como un complemento, no un
reemplazo, para la práctica de enfoque en el mundo real.

Práctica Consistente: La Clave para un Cambio Duradero

La verdadera magia de la neuroplasticidad ocurre con la práctica
consistente a lo largo del tiempo. No basta con meditar una vez o
jugar un juego cerebral ocasionalmente. Para crear cambios duraderos en las redes de enfoque de tu cerebro, necesitas hacer que la
práctica de enfoque sea un hábito regular.

Esto podría incluir:

- Práctica diaria de meditación
- Descansos regulares de distracciones (como ayunos de
  redes sociales)
- Practicar la monotarea en lugar de la multitarea
- Participar en actividades desafiantes que demanden
  enfoque (como leer textos complejos o resolver
  rompecabezas)

Cuanto más practiques enfocarte, más fuertes y eficientes se
volverán las redes de enfoque de tu cerebro. Es como pavimentar
más y más asfalto en ese camino de tierra hasta que tengas una
carretera suave y eficiente.

Resultados del Mundo Real: El Experimento de Mindfulness en la Oficina

Veamos un ejemplo del mundo real de cómo el entrenamiento de
enfoque puede llevar a resultados tangibles.

Una firma de marketing de tamaño medio en Seattle estaba lidiando
con el agotamiento de los empleados y la disminución de la productividad. La CEO, Sarah, había leído sobre los beneficios del mindfulness para el enfoque y decidió intentar un experimento.

Invitó a los 50 empleados a participar en un programa de mindfulness de un mes. El programa incluyó:

- Una sesión de mindfulness de 30 minutos tres veces a la semana, dirigida por un instructor profesional
- Meditaciones guiadas diarias de 10 minutos usando una aplicación de smartphone
- Talleres semanales sobre cómo aplicar técnicas de mindfulness a las tareas laborales

Al inicio del programa, muchos empleados eran escépticos. Tom, un diseñador gráfico, dijo: "No veo cómo sentarse pensando en nada va a ayudarme a cumplir con mis plazos."

Pero a medida que pasaban las semanas, algo interesante comenzó a suceder. Los empleados comenzaron a reportar cambios en sus hábitos de trabajo y estados mentales.

Semana 1: Desafíos Iniciales

La primera semana fue difícil para muchos participantes. Les costaba quedarse quietos incluso por períodos cortos y encontraban que sus mentes divagaban constantemente.

Lisa, una gerente de cuentas, dijo: "Nunca me di cuenta de lo ruidosa que era mi mente hasta que intenté calmarla. Fue francamente un poco perturbador."

Esta es una experiencia común cuando las personas comienzan a practicar mindfulness. No es que sus mentes de repente se vuelvan más caóticas, sino que simplemente se vuelven conscientes de la constante charla mental que siempre estuvo allí.

Semana 2: Pequeños Avances

Para la segunda semana, algunos empleados comenzaron a notar pequeños cambios.

Tom, el diseñador gráfico inicialmente escéptico, reportó: "Hoy noté que cuando recibí una notificación en mi teléfono mientras trabajaba, fui capaz de reconocerla y luego volver a mi tarea sin revisarla inmediatamente. Eso es nuevo para mí."

Esto es un ejemplo de mejora en el control de la atención, uno de los beneficios clave de la práctica del mindfulness.

Semana 3: Mejoras Notables

En la tercera semana, los cambios se hicieron más pronunciados.

Sarah, la CEO, observó que las reuniones se volvían más enfocadas y productivas. "La gente parece más presente," señaló. "Hay menos revisiones de teléfonos o desconexiones."

Varios empleados reportaron ser capaces de trabajar por períodos más largos sin sentir la necesidad de descansos o sucumbir a distracciones.

Semana 4: Cambios Duraderos

Al final del mes, los resultados eran claros. Una encuesta entre los participantes encontró:

- El 80% reportó una mejora en su capacidad para concentrarse en las tareas
- El 65% dijo que se sentía menos estresado en el trabajo
- El 70% notó que eran mejores para manejar interrupciones y volver a las tareas
- El 85% quería continuar con alguna forma de práctica de mindfulness

Mark, un redactor, resumió su experiencia: "Solía pensar que simplemente era malo para concentrarme. Ahora me doy cuenta de que es una habilidad que puedo mejorar con práctica. No soy perfecto, pero definitivamente estoy mejor que hace un mes."

El Impacto a Largo Plazo

Tres meses después de que terminó el programa, Sarah realizó una encuesta de seguimiento. Encontró que, aunque no todos habían mantenido una práctica formal de mindfulness, muchos habían incorporado elementos de lo que aprendieron en sus rutinas laborales diarias.

- El 60% reportó seguir usando técnicas breves de mindfulness durante su jornada laboral
- El 75% dijo que eran más conscientes de sus patrones de atención y mejor capaces de manejar distracciones
- Los métricos de productividad mostraron un aumento del 15% en comparación con el mismo período del año anterior

Este experimento del mundo real demuestra el poder de la neuroplasticidad y el entrenamiento enfocado. En solo un mes, con práctica constante, estos trabajadores de oficina pudieron crear cambios notables en su capacidad para enfocarse y manejar su atención.

Conclusión: Tu Cerebro es Entrenable

La clave para llevar de esta sección es que tu capacidad para enfocarte no está escrita en piedra. Gracias a la neuroplasticidad, puedes entrenar tu cerebro para ser mejor en enfocarse, al igual que puedes entrenar tu cuerpo para ser más fuerte o más flexible.

Toma tiempo y esfuerzo consistente, pero los resultados pueden ser transformadores. Al incorporar prácticas como la meditación, el entrenamiento cognitivo y hábitos de trabajo conscientes en tu rutina diaria, puedes fortalecer gradualmente las redes de enfoque de tu cerebro.

Recuerda, cada vez que practicas enfocarte, estás poniendo otra capa de asfalto en la supercarretera de atención de tu cerebro. Con el tiempo, estos pequeños esfuerzos se suman para crear cambios duraderos en tus habilidades cognitivas.

EL MITO DE LA MULTITAREA Y SUS COSTOS COGNITIVOS

El mito de la multitarea y sus costos cognitivos

En nuestro mundo acelerado e hiperconectado, el multitasking se ha convertido en una insignia de honor. Nos enorgullecemos de realizar múltiples tareas simultáneamente, creyendo que somos más productivos. Pero, ¿y si te dijera que el multitasking no solo es ineficaz sino potencialmente dañino para nuestras habilidades cognitivas? Vamos a sumergirnos en la ciencia detrás de este mito y explorar por qué el single-tasking es la clave para la verdadera productividad y el bienestar mental.

La Ilusión del Multitasking

Todos hemos estado allí: respondiendo correos electrónicos mientras estamos en una llamada de conferencia, desplazándonos por las redes sociales mientras vemos la televisión, o tratando de cocinar la cena mientras ayudamos a los niños con la tarea. Creemos que estamos logrando múltiples cosas a la vez, pero en realidad, nuestros cerebros nos están jugando una mala pasada.

La verdad es que el verdadero multitasking, realizar dos o más tareas que requieren esfuerzo cognitivo simultáneamente, es imposible para el cerebro humano. Lo que realmente estamos haciendo es cambiar rápidamente entre tareas, un proceso llamado "cambio de tarea".

Esto es lo que realmente sucede en tu cerebro cuando piensas que estás haciendo multitasking:

1. Tu cerebro se desconecta rápidamente de una tarea

2. Activa una regla para la segunda tarea

3. Se involucra en la segunda tarea

4. Luego regresa a la primera tarea y repite el proceso

Esto sucede tan rápido que sentimos que estamos haciendo múltiples cosas a la vez. Pero este cambio rápido tiene un costo.

Los Costos Cognitivos del Cambio de Tarea

Cada vez que tu cerebro cambia de tarea, hay un costo cognitivo. Este costo se manifiesta de varias maneras:

1. Aumento de Errores: Cuando cambiamos rápidamente entre tareas, es más probable que cometamos errores. Nuestro cerebro no tiene tiempo para involucrarse completamente con cada tarea, lo que lleva a descuidos y errores.

2. Reducción de la Eficiencia: El cambio de tarea lleva tiempo, incluso si es solo una fracción de segundo. Estos pequeños retrasos se acumulan, haciéndonos menos eficientes en general.

3. Fatiga Mental: Cambiar el enfoque constantemente es mentalmente agotador. Agota nuestros recursos cognitivos más rápido que enfocarse en una tarea a la vez.

4. Disminución de la Creatividad: El pensamiento creativo profundo requiere un enfoque sostenido. El cambio rápido de tarea nos impide entrar en este estado de pensamiento profundo.

5. Aumento del Estrés: La presión constante de realizar múltiples tareas puede llevar a un estrés crónico, afectando tanto nuestra salud mental como física.

Veamos un ejemplo del mundo real para ilustrar estos costos.

El Experimento del Multitasking

Sarah Chen, una consultora de productividad, fue contratada por una gran empresa de tecnología para ayudar a mejorar la eficiencia de los empleados. La empresa se enorgullecía de su "entorno dinámico y multitarea", pero Sarah sospechaba que este enfoque en realidad estaba obstaculizando la productividad.

Para probar su teoría, Sarah diseñó un experimento que involucraba a 100 empleados de varios departamentos. El experimento consistía en tres tareas:

Tarea A: Escribir un informe de 500 palabras sobre un tema dado

Tarea B: Resolver 20 problemas matemáticos simples

Tarea C: Categorizar 50 correos electrónicos en carpetas apropiadas

Los empleados se dividieron en dos grupos:

Grupo 1 (Grupo de Tareas Secuenciales): Este grupo realizó las tareas una tras otra, en el orden A, B, C.

Grupo 2 (Grupo de Multitasking): Este grupo fue instruido para trabajar en las tres tareas simultáneamente, cambiando entre ellas como mejor les pareciera.

Ambos grupos tuvieron 90 minutos para completar todas las tareas. Sarah midió no solo el tiempo tomado y la precisión del trabajo, sino también los niveles de estrés de los participantes usando monitores de ritmo cardíaco portátiles.

Los Resultados

Los resultados fueron reveladores:

1. Compleción de Tareas:

- Grupo 1 (Secuencial): El 94% de los participantes completaron todas las tareas dentro del tiempo asignado.

- Grupo 2 (Multitasking): Solo el 62% completó todas las tareas.

2. Precisión:

- El Grupo 1 cometió un promedio de 3 errores en todas las tareas.
- El Grupo 2 cometió un promedio de 11 errores.

3. Eficiencia de Tiempo:

- El Grupo 1 tardó un promedio de 80 minutos en completar todas las tareas.
- El Grupo 2 tomó los 90 minutos completos, y muchos no terminaron.

4. Niveles de Estrés:

- El Grupo 1 mostró un aumento del 15% en la frecuencia cardíaca durante el experimento.
- El Grupo 2 mostró un aumento del 40% en la frecuencia cardíaca.

5. Experiencia Subjetiva:

- El 75% del Grupo 1 informó sentirse satisfecho con su desempeño.
- Solo el 25% del Grupo 2 se sintió satisfecho, con muchos informando sentimientos de frustración y agobio.

Sarah también notó un patrón interesante en el Grupo 2. Muchos participantes comenzaron cambiando rápidamente entre tareas, pero gradualmente se concentraron en períodos más largos en cada tarea a medida que avanzaba el tiempo. Cuando se les preguntó sobre esto, un participante dijo: "Me di cuenta de que no estaba avanzando al saltar de una tarea a otra, así que traté de enfocarme en una cosa por más tiempo".

Los Costos a Largo Plazo del Multitasking Crónico

Aunque el experimento de Sarah demostró los costos inmediatos del multitasking, la investigación sugiere que el multitasking crónico puede tener efectos a largo plazo aún más severos:

1. Disminución de la Densidad de Materia Gris: Un estudio de la Universidad de Sussex encontró que las personas que frecuentemente se involucran en el multitasking con medios (como enviar mensajes de texto mientras ven televisión) tenían menos materia gris en la corteza cingulada anterior, una región involucrada en el control cognitivo y emocional.

2. Reducción de la Capacidad para Filtrar Información Irrelevante: Investigadores de Stanford encontraron que los multitaskers frecuentes eran realmente peores en multitasking. Tenían más problemas para filtrar información irrelevante y cambiar entre tareas en comparación con aquellos que rara vez hacían multitasking.

3. Deterioro de la Inteligencia Emocional: El cambio constante de tarea puede hacer que sea más difícil leer las señales emocionales en los demás, afectando potencialmente nuestras relaciones sociales e inteligencia emocional.

4. Comportamiento Similar a la Adicción: La estimulación constante del multitasking puede volverse adictiva, dificultando enfocarse en tareas individuales y llevando a sentirse aburrido cuando no se está constantemente estimulado.

5. Aumento de los Niveles de Cortisol: El multitasking crónico puede llevar a niveles persistentemente elevados de cortisol, la hormona del estrés, que puede tener efectos negativos en nuestra salud física y mental con el tiempo.

El Poder del Single-Tasking

Dado los costos del multitasking, ¿cuál es la alternativa? La respuesta es simple: el single-tasking.

El single-tasking, o monotarea, significa darle toda tu atención a una tarea a la vez. Se trata de calidad sobre cantidad, profundidad sobre amplitud. Aquí hay algunos beneficios del single-tasking:

1. Mejora del Enfoque: Cuando no estás cambiando constantemente de tareas, puedes entrar en un estado de enfoque profundo, llevando a un trabajo de mejor calidad.

2. Aumento de la Productividad: Al evitar los costos del cambio asociados con el multitasking, en realidad puedes hacer más en menos tiempo.

3. Reducción del Estrés: El single-tasking permite que tu cerebro trabaje de manera más eficiente, reduciendo la fatiga mental y el estrés.

4. Mejor Memoria: Cuando te concentras en una tarea, es más probable que recuerdes los detalles de lo que has hecho.

5. Mayor Creatividad: El enfoque profundo permite el tipo de pensamiento creativo que es imposible cuando se cambia constantemente de tareas.

Consejos Prácticos para Adoptar el Single-Tasking

Pasar de una mentalidad de multitasking a single-tasking puede ser desafiante, pero aquí hay algunas estrategias para ayudar:

1. Bloqueo de Tiempo: Asigna bloques de tiempo específicos para diferentes tareas. Durante cada bloque, concéntrate exclusivamente en la tarea designada.

2. Minimiza las Distracciones: Apaga las notificaciones en tus dispositivos durante los períodos de trabajo enfocado.

3. Usa la Técnica Pomodoro: Trabaja en intervalos enfocados de 25 minutos, seguidos de breves descansos.

4. Practica la Atención Plena: La meditación regular de atención plena puede mejorar tu capacidad para concentrarte en tareas individuales.

5. Prioriza: Identifica tus tareas más importantes y abórdalas cuando tu energía y concentración estén en su punto máximo.

6. Sé Paciente: Lleva tiempo romper el hábito de la multitarea. Sé amable contigo mismo mientras te ajustas.

Conclusión: El Mito Desmentido

Como hemos visto, la multitarea no es el superpoder de productividad que una vez pensamos que era. Es un mito que, cuando se cree, puede perjudicar significativamente nuestras habilidades cognitivas y aumentar nuestros niveles de estrés. Al comprender los verdaderos costos de la multitarea y abrazar el poder de la tarea única, no solo podemos mejorar nuestra productividad, sino también proteger nuestra salud cognitiva a largo plazo.

Recuerda, tu cerebro es un recurso poderoso pero finito. Al darle el espacio para concentrarse profundamente en una tarea a la vez, no solo estás trabajando de manera más eficiente, sino que también estás trabajando en armonía con las capacidades naturales de tu cerebro. En nuestro mundo cada vez más distraído, la habilidad de realizar una sola tarea de manera efectiva podría convertirse en una de las habilidades más valiosas que podemos cultivar.

2

LA EPIDEMIA DE LA DISTRACCIÓN

SAQUEADORES DE ATENCIÓN MODERNOS (REDES SOCIALES, NOTIFICACIONES, ETC.)

La historia de Sarah es demasiado familiar en nuestro mundo hiperconectado. Es una escena que se repite incontables veces cada día en oficinas, hogares y cafeterías alrededor del mundo. Estamos viviendo en una era donde nuestra atención está bajo constante asedio, bombardeada por una corriente incesante de notificaciones, alertas y actualizaciones.

Vamos a sumergirnos en el mundo de los saqueadores de atención modernos y explorar cómo están afectando nuestra capacidad de concentración.

Redes Sociales: El Desplazamiento Infinito

¿Recuerdas la última vez que abriste Facebook o Instagram para un "chequeo rápido" y de repente te diste cuenta de que había pasado una hora? No estás solo. Las plataformas de redes sociales están diseñadas para mantenernos desplazándonos, sirviendo constantemente nuevo contenido para mantener nuestros ojos pegados a la pantalla.

Estas plataformas utilizan algoritmos sofisticados para aprender nuestras preferencias y ofrecernos contenido adaptado a nuestros intereses. Es como tener una revista personalizada e interminable que siempre se actualiza con contenido fresco y atractivo.

Pero aquí está el truco: esta corriente interminable de información está afectando nuestra capacidad de concentrarnos.

- Nuestros cerebros anhelan la novedad, y las redes sociales la proporcionan en exceso.
- El golpe de dopamina que recibimos de los "me gusta", comentarios y compartidos puede ser adictivo.
- El miedo a perderse algo (FOMO) nos mantiene regresando por más.

Un estudio de la Universidad de Texas encontró que la mera presencia de un teléfono inteligente puede reducir la capacidad cognitiva, incluso cuando está apagado. Así es - ¡solo tener tu teléfono cerca puede impactar tu capacidad de concentración!

Notificaciones Push: Las Interrupciones Constantes

¡Ding! ¡Zumbido! ¡Ping! Nuestros dispositivos nos alertan constantemente sobre nuevos mensajes, correos electrónicos, actualizaciones de aplicaciones y más. Estas notificaciones están diseñadas para captar nuestra atención inmediatamente, apartándonos de lo que estamos haciendo.

Si bien las notificaciones pueden ser útiles para alertas importantes, el volumen abrumador de ellas en nuestra vida diaria es abrumador. Cada notificación es una mini-interrupción, y estas interrupciones se acumulan rápidamente.

¿Recuerdas el estudio de Gloria Mark mencionado anteriormente? Los 23 minutos y 15 segundos que se tardan en volver a concentrarse después de una interrupción realmente pueden devorar tu productividad. Si te interrumpen solo 4 veces en un día laboral, ¡eso son casi 2 horas perdidas solo tratando de volver a enfocarte!

Correo Electrónico y Mensajería Instantánea: La Tiranía de la Inmediatez

En el entorno laboral acelerado de hoy en día, a menudo hay una expectativa de respuesta inmediata a correos electrónicos y mensajes instantáneos. Esto crea una presión constante para estar "siempre disponible", listo para responder en un instante.

Esta expectativa de inmediatez puede conducir a:

- Cambios frecuentes de tarea, lo que reduce la productividad general
- Niveles de estrés aumentados mientras intentamos manejar múltiples conversaciones y tareas
- Dificultad para involucrarse en un trabajo profundo y enfocado en problemas complejos

Una encuesta realizada por Adobe encontró que los trabajadores pasan un promedio de 3.1 horas al día lidiando con correos electrónicos de trabajo. Eso es una gran parte del día de trabajo dedicado a tareas reactivas en lugar de trabajo productivo y enfocado.

La Economía de la Atención

Todos estos saqueadores de atención son parte de lo que se conoce como la "economía de la atención". En esta economía, nuestra atención es el bien más valioso. Las empresas compiten ferozmente por nuestros ojos, diseñando sus productos y servicios para ser lo más atractivos (y a veces adictivos) posible.

Esto no es necesariamente malicioso - estas herramientas y plataformas pueden ser increíblemente útiles cuando se usan conscientemente. Pero la constante batalla por nuestra atención puede dejarnos sintiéndonos dispersos, abrumados e incapaces de concentrarnos en lo que realmente importa.

El Impacto en Nuestros Cerebros

Nuestros cerebros son órganos increíbles, capaces de adaptarse a nuevos entornos y desafíos. Pero la constante avalancha de estímulos de nuestros dispositivos digitales está llevando nuestras habilidades cognitivas al límite.

Los estudios han demostrado que la multitarea intensa - como cambiar constantemente de tarea y responder a notificaciones - puede en realidad cambiar la estructura de nuestros cerebros. Puede llevar a una disminución de la densidad de la materia gris en el córtex cingulado anterior, una región involucrada en el control cognitivo y emocional.

Esto no significa que nuestros cerebros estén siendo dañados permanentemente, pero sí sugiere que nuestros hábitos digitales actuales pueden estar dificultando nuestra capacidad de enfocarnos y concentrarnos.

Liberarse de los Saqueadores de Atención

Entonces, ¿qué podemos hacer para recuperar nuestro enfoque en este mundo lleno de distracciones? Aquí hay algunas estrategias a considerar:

1. Crea "tiempos de enfoque" designados donde apagues todas las notificaciones.

2. Usa aplicaciones y extensiones de navegador que bloqueen sitios web distractores durante las horas de trabajo.

3. Practica la meditación de atención plena para mejorar tu capacidad de concentrarte e ignorar distracciones.

4. Establece momentos específicos para revisar el correo electrónico y las redes sociales, en lugar de responder a cada notificación.

5. Crea un espacio de trabajo libre de distracciones, ya sea un rincón tranquilo en casa o una sala de concentración en la oficina.

Recuerda, estas herramientas y plataformas no son inherentemente malas. Han revolucionado cómo nos comunicamos, trabajamos y conectamos con otros. La clave es aprender a usarlas intencionalmente, en lugar de dejar que controlen nuestra atención.

Un Enfoque Equilibrado

A medida que navegamos por este nuevo paisaje digital, es importante encontrar un equilibrio. No necesitamos desconectarnos completamente del mundo digital, pero sí necesitamos ser más conscientes de cómo interactuamos con nuestros dispositivos y plataformas en línea.

Al comprender la naturaleza de estos saqueadores de atención y desarrollar estrategias para gestionarlos, podemos recuperar el control de nuestro enfoque y atención. Esto nos permite ser más productivos, menos estresados y estar más presentes en nuestra vida diaria.

Recuerda, el enfoque es una habilidad. Como cualquier habilidad, puede desarrollarse y mejorarse con práctica. Al tomar medidas para gestionar estos saqueadores de atención modernos, ya estás en el camino hacia un enfoque más agudo y una mayor productividad.

Así que la próxima vez que te encuentres en los zapatos de Sarah, desplazándote sin pensar por las redes sociales cuando deberías estar trabajando en una tarea importante, detente. Respira hondo. Y recuérdate que tienes el poder de elegir dónde dirigir tu atención. Puede que no sea fácil al principio, pero con práctica, puedes aprender a navegar el mar de distracciones y mantener tu enfoque en lo que realmente importa.

EL IMPACTO PSICOLÓGICO DE LAS INTERRUPCIONES CONSTANTES

El Dr. James se recostó en su silla, sus ojos enfocados en su paciente, Sarah. Ella había venido a él quejándose de un agotamiento mental constante, incapacidad para concentrarse y una sensación persistente de que siempre estaba atrasada en su trabajo. Cuando Sarah terminó de describir sus síntomas, el Dr. James asintió con conocimiento.

"Sarah," comenzó, "lo que estás experimentando es en realidad bastante común en nuestro mundo moderno e hiperconectado. Déjame explicarte lo que le está pasando a tu cerebro usando una analogía simple."

Tomó una pequeña pelota antiestrés de su escritorio y se la entregó a Sarah. "Imagina que tu cerebro es como un músculo. Cuando ejercitas un músculo, en realidad estás creando pequeñas roturas en las fibras musculares. Es durante los períodos de descanso entre entrenamientos que el músculo se repara y se fortalece."

Sarah apretó la pelota, asintiendo.

"Ahora, imagina si estuvieras flexionando ese músculo constantemente, sin darle nunca la oportunidad de descansar y repararse. ¿Qué crees que sucedería?"

Los ojos de Sarah se abrieron con comprensión. "Se cansaría y debilitaría, ¿verdad?"

"Exactamente," dijo el Dr. James con una sonrisa. "Y eso es precisamente lo que le está pasando a tu cerebro con todas estas interrupciones constantes."

El Cerebro Interrumpido

Nuestros cerebros, al igual que los músculos, necesitan períodos de trabajo enfocado seguidos de descanso para funcionar de manera óptima. Cuando estamos constantemente interrumpidos, estamos forzando a nuestros cerebros a cambiar de tareas repetidamente, sin permitirle involucrarse completamente con ninguna tarea.

Este cambio constante de tareas tiene un costo. Es lo que los neuro-científicos llaman un "costo de cambio": el esfuerzo mental requerido para cambiar nuestra atención de una tarea a otra. Aunque pueda parecer pequeño en el momento, estos costos se acumulan con el tiempo, llevando a:

1. Aumento de la fatiga mental

2. Reducción de la capacidad de concentración

3. Deterioro de las habilidades para tomar decisiones

4. Niveles más altos de estrés y ansiedad

Vamos a profundizar en cada uno de estos efectos.

Fatiga Mental: El Cerebro Exhausto

Imagina que estás tratando de leer una novela compleja, pero cada pocas oraciones, alguien te toca el hombro y te hace una pregunta al azar. ¿Qué tan bien crees que entenderías la historia?

Esto es esencialmente lo que le está pasando a tu cerebro cuando estás constantemente interrumpido. Cada interrupción fuerza a tu cerebro a:

- Desconectarse de la tarea actual
- Procesar la nueva información
- Decidir cómo responder
- Volver a la tarea original
- Recordar dónde te quedaste

- Reengancharse con la tarea

Este proceso es mentalmente agotador. Si lo haces suficientes veces, tu cerebro empieza a sentirse como si estuviera corriendo un maratón mental. ¡Con razón te sientes exhausto al final del día!

Un estudio publicado en el Journal of Neuroscience encontró que el cambio frecuente de tareas puede llevar a un fenómeno llamado "residuo de atención." Esto es cuando los pensamientos sobre una tarea anterior persisten e invaden la nueva tarea, agotando aún más nuestros limitados recursos cognitivos.

Reducción de la Concentración: La Mente Dispersa

Nuestra capacidad para concentrarnos es como un músculo que necesita ser ejercitado. Cuanto más practicamos enfocarnos en una sola tarea durante períodos prolongados, mejor nos volvemos en ello. Sin embargo, las interrupciones constantes nos impiden obtener esta "práctica de enfoque."

Con el tiempo, esto puede llevar a una reducción de la capacidad de concentración, incluso cuando tenemos tiempo sin interrupciones. Es como si nuestro cerebro hubiera olvidado cómo enfocarse profundamente.

Un estudio pionero de Gloria Mark en la Universidad de California, Irvine, encontró que se tarda un promedio de 23 minutos y 15 segundos en volver completamente a una tarea después de una interrupción. Esto significa que si te interrumpen solo un puñado de veces durante tu jornada laboral, podrías estar perdiendo horas de tiempo productivo solo tratando de reenfocarte.

Deterioro de la Toma de Decisiones: El Cerebro Abrumado

Cuando nuestros cerebros están constantemente cambiando entre tareas, se vuelve más difícil procesar la información profundamente y tomar decisiones reflexivas. Esto se debe a que la toma de decisiones requiere recursos cognitivos, recursos que se están agotando por el cambio constante de tareas.

Las investigaciones han demostrado que la fatiga de decisión, el deterioro de nuestra capacidad para tomar buenas decisiones después de una larga sesión de toma de decisiones, se establece más rápidamente cuando somos interrumpidos frecuentemente. Esto puede llevar a:

- Decisiones de menor calidad
- Más probabilidades de optar por la opción 'predeterminada'
- Mayor susceptibilidad a sesgos y elecciones impulsivas

Un estudio publicado en el Journal of Consumer Research encontró que las personas toman decisiones de menor calidad y son más propensas a ceder a la tentación cuando sus recursos cognitivos están agotados. Esto explica por qué podrías encontrarte desplazándote sin pensar por las redes sociales o comiendo comida chatarra después de un día lleno de interrupciones.

Estrés y Ansiedad: La Mente Agotada

Quizás uno de los efectos más inmediatos y notorios de las interrupciones constantes es el aumento en los niveles de estrés y ansiedad. Esta respuesta de estrés está profundamente arraigada en nuestra biología.

Cuando somos interrumpidos, nuestro cuerpo libera pequeñas cantidades de hormonas del estrés como el cortisol y la adrenalina. Estas hormonas son útiles en pequeñas dosis, agudizando nuestro enfoque y preparándonos para la acción. Sin embargo, cuando somos interrumpidos constantemente a lo largo del día, estos niveles hormonales pueden permanecer elevados, llevando a:

- Aumento de sentimientos de estrés y agobio

- Dificultad para relajarse y 'desconectarse' después del trabajo
- Trastornos del sueño
- Síntomas físicos como dolores de cabeza y tensión muscular

Un estudio publicado en el Journal of Experimental Psychology encontró que los participantes que experimentaron interrupciones frecuentes reportaron niveles significativamente más altos de estrés, frustración y presión de tiempo percibida en comparación con aquellos que trabajaron sin interrupciones.

El Impacto Acumulativo

Si bien cada interrupción individual puede parecer inofensiva, es el efecto acumulativo lo que realmente preocupa. Con el tiempo, la constante avalancha de interrupciones puede llevar a:

1. Estrés crónico y agotamiento

2. Disminución de la satisfacción laboral y aumento de la rotación

3. Menor productividad general y calidad del trabajo

4. Deterioro de la creatividad y habilidades para resolver problemas

5. Dificultades en las relaciones personales debido a la sensación constante de estar 'en alerta'

Rompamos el Ciclo

Cuando el Dr. James terminó de explicar todo esto a Sarah, pudo ver una mezcla de preocupación y alivio en su rostro. Preocupación por los efectos que estas interrupciones estaban teniendo en su cerebro, pero alivio por finalmente entender por qué se había sentido tan abrumada e improductiva.

"Entonces, ¿qué puedo hacer?" preguntó Sarah, inclinándose hacia adelante con entusiasmo.

El Dr. James sonrió. "La buena noticia es que nuestros cerebros son increíblemente adaptables. Así como las interrupciones constantes han entrenado a tu cerebro para distraerse fácilmente, puedes volver a entrenarlo para que se enfoque. Aquí hay algunas estrategias para comenzar:"

1. Crea 'bloques de enfoque' en tu día: Reserva tiempos específicos para trabajar sin interrupciones. Apaga las notificaciones y hazle saber a tus colegas que no deseas ser interrumpida.

2. Practica la meditación de atención plena: Esto puede ayudar a fortalecer tu capacidad de concentrarte y ignorar distracciones.

3. Usa la Técnica Pomodoro: Trabaja en bloques enfocados de 25 minutos, seguidos de breves descansos.

4. Aumenta gradualmente tu tiempo de concentración: Comienza con períodos cortos de trabajo ininterrumpido y aumenta lentamente la duración a medida que tu 'músculo de enfoque' se fortalece.

5. Crea un entorno libre de distracciones: Identifica tus principales fuentes de interrupción y encuentra maneras de minimizarlas.

6. Toma descansos regulares: Dale a tu cerebro tiempo para descansar y recargarse entre sesiones de trabajo enfocado.

Sarah asintió, sintiendo una sensación de esperanza. "No será fácil cambiar estos hábitos, ¿verdad?" preguntó.

"No, no lo será," coincidió el Dr. James. "Pero recuerda, cada vez que resistes una interrupción y mantienes el enfoque, estás fortaleciendo esos caminos neuronales. Es como hacer una repetición en el gimnasio - cada una te hace un poco más fuerte."

Al salir Sarah de su oficina, el Dr. James reflexionó sobre cuán común se estaba volviendo su situación. En nuestra búsqueda de conectividad constante, estamos entrenando inadvertidamente a nuestros cerebros para ser distraídos. Pero con conciencia y esfuerzo, podemos recuperar nuestra capacidad de enfocarnos, lo que lleva a no solo una mejor productividad, sino también a un mejor bienestar mental y satisfacción tanto en nuestra vida personal como profesional.

El camino hacia una mente enfocada en nuestro mundo lleno de interrupciones no siempre es fácil, pero es un viaje que vale la pena emprender. Después de todo, nuestra capacidad de enfocarnos profundamente es lo que nos permite hacer nuestro mejor trabajo, resolver problemas complejos y participar plenamente con el mundo que nos rodea. Al entender el impacto de las interrupciones y tomar medidas para gestionarlas, podemos nutrir nuestro 'músculo de enfoque' y cosechar los beneficios de una vida más concentrada, productiva y, en última instancia, más satisfactoria.

LOS COSTOS OCULTOS DE LA DISTRACCIÓN EN LA VIDA PERSONAL Y PROFESIONAL

Tom se desplomó en su silla, mirando fijamente la pantalla de su computadora. La conversación con su gerente se repetía en su mente, cada palabra dolía como sal en una herida fresca. "Lo siento, Tom," había dicho su gerente, "pero no podemos ofrecerte la promoción en este momento. Tu trabajo ha sido inconsistente y has perdido varios plazos importantes."

A medida que el shock se desvanecía, Tom comenzó a reflexionar sobre sus hábitos de trabajo durante el último año. Se dio cuenta, con una sensación de hundimiento, de que su gerente tenía razón. Había estado luchando por mantenerse enfocado, constantemente distraído por su teléfono, las redes sociales y la interminable corriente de notificaciones que parecían exigir su atención.

Los Costos Ocultos de la Distracción

La historia de Tom está lejos de ser única. En nuestro mundo hiperconectado, las distracciones están en todas partes, y su impacto se extiende mucho más allá de solo perder unos minutos aquí y allá. Vamos a profundizar en los costos ocultos de la distracción y cómo pueden afectar tanto nuestra vida personal como profesional.

1. Disminución de la Calidad del Trabajo y Oportunidades Perdidas

Uno de los costos más inmediatos y tangibles de la distracción es el impacto en la calidad de nuestro trabajo. Cuando estamos constantemente cambiando de tareas o siendo interrumpidos por notificaciones, no estamos prestando toda nuestra atención a ninguna tarea en particular. Esta atención dividida a menudo resulta en:

- Más errores en nuestro trabajo
- Detalles pasados por alto e información omitida
- Falta de creatividad e innovación
- Incapacidad para participar en un trabajo profundo y enfocado

Para Tom, esto significaba proyectos que se entregaban tarde o llenos de errores. Significaba perder oportunidades de contribuir con ideas innovadoras durante las reuniones del equipo porque solo estaba medio escuchando mientras revisaba sus correos electrónicos.

Un estudio publicado en el Journal of Experimental Psychology encontró que los participantes que fueron interrumpidos mientras realizaban una tarea no solo tardaron más en completarla, sino que también cometieron hasta un 50% más de errores. Esto muestra cómo incluso pequeñas distracciones pueden tener un impacto significativo en la calidad de nuestro trabajo.

Con el tiempo, estos lapsos aparentemente pequeños en la calidad pueden sumar promociones perdidas, clientes perdidos o incluso la pérdida del empleo. En el caso de Tom, le costó una promoción y potencialmente retrasó su progresión profesional.

2. Relaciones Tensadas

La distracción no solo afecta nuestra vida laboral; también puede afectar nuestras relaciones personales. Cuando estamos constantemente revisando nuestros teléfonos o pensando en el trabajo durante el tiempo en familia, no estamos plenamente presentes con las personas que nos rodean.

Esta falta de presencia puede llevar a:

- Malentendidos y errores de comunicación
- Sentimientos de negligencia o resentimiento por parte de los seres queridos
- Oportunidades perdidas de conexión significativa
- Dificultad para mantener relaciones profundas y satisfactorias

Tom se dio cuenta de que su hábito de distracción se había extendido a su vida personal. Había estado escuchando a medias a su pareja durante la cena, perdiendo detalles importantes sobre su día. Había estado físicamente presente en los partidos de fútbol de su hijo, pero mentalmente ausente, perdiéndose esos momentos preciosos de triunfo y decepción.

Un estudio publicado en la revista Psychology of Popular Media Culture encontró que el "phubbing" - el acto de ignorar a alguien en favor de un teléfono móvil - se asociaba con una menor satisfacción en las relaciones y niveles más altos de depresión.

3. Reducción de la Satisfacción con la Vida y Sentido de Logro

Quizás uno de los costos más insidiosos de la distracción crónica es su impacto en nuestro sentido general de satisfacción con la vida y logro. Cuando estamos constantemente saltando de una tarea a otra, nunca comprometiéndonos completamente con nada, a menudo terminamos nuestros días sintiendo que hemos estado ocupados pero no hemos logrado realmente algo significativo.

Esto puede llevar a:

- Sentimientos de frustración e insuficiencia
- Aumento del estrés y la ansiedad
- Una sensación de que el tiempo se escapa sin progreso
- Dificultad para establecer y alcanzar metas a largo plazo

Para Tom, esto se manifestó como una sensación persistente de insatisfacción. A pesar de trabajar largas horas, sentía que siempre estaba atrasado, siempre intentando ponerse al día. No podía recordar la última vez que sintió la satisfacción de completar un proyecto desafiante o de aprender una nueva habilidad.

Un estudio publicado en el Journal of Computer-Mediated Communication encontró que niveles más altos de uso de internet se asociaban con niveles más altos de depresión y soledad. Esto sugiere que nuestra conectividad constante, aunque promete mantenernos conectados y productivos, puede en realidad estar minando nuestro bienestar.

El Efecto Dominó

Los costos de la distracción no existen en aislamiento. Crean un efecto dominó que puede impactar todos los aspectos de nuestras vidas. Por ejemplo:

- Un mal rendimiento laboral puede llevar al estrés financiero, que a su vez puede tensar las relaciones personales.
- Las relaciones tensadas pueden llevar a un malestar emocional, afectando nuestra capacidad de concentrarnos en el trabajo.
- Una falta de satisfacción con la vida puede llevar a una disminución de la motivación, afectando aún más la calidad de nuestro trabajo y relaciones.

Es un ciclo que puede ser difícil de romper una vez que comienza. Tom se encontró atrapado en este ciclo, con su rendimiento laboral afectando su autoestima, lo que a su vez le hacía más difícil concentrarse y mejorar su rendimiento.

El Costo Social

En una escala más amplia, el costo de la distracción se extiende más allá de los individuos para afectar organizaciones enteras e incluso sociedades. El informe de Udemy mencionado anteriormente estimó que las distracciones en el lugar de trabajo podrían estar costando a las empresas estadounidenses hasta 650 mil millones de dólares al año. Esta cifra asombrosa incluye costos relacionados con:

- Pérdida de productividad
- Errores y problemas de calidad
- Rotación de empleados
- Oportunidades de negocio perdidas

Además, una fuerza laboral distraída puede obstaculizar la innovación y el crecimiento económico. Cuando los trabajadores no pueden realizar un trabajo profundo y enfocado, se vuelve más difícil resolver problemas complejos, desarrollar nuevas tecnologías o crear arte y literatura innovadores.

Rompiendo con la trampa de la distracción

Mientras Tom estaba sentado allí, contemplando el impacto de su hábito de distracción, se dio cuenta de que algo tenía que cambiar. No podía seguir por este camino si quería alcanzar sus metas profesionales y encontrar satisfacción en su vida personal.

Aquí hay algunas estrategias que Tom (y todos nosotros) podemos usar para liberarnos de la trampa de la distracción:

1. Practica la atención plena: La meditación regular de atención plena puede ayudar a mejorar nuestra capacidad de concentrarnos y resistir las distracciones.

2. Crea un entorno libre de distracciones: Identifica y elimina las fuentes comunes de distracción en tu espacio de trabajo.

3. Usa la tecnología de manera consciente: Aprovecha herramientas y aplicaciones que bloqueen sitios web distractores o limiten tu tiempo en redes sociales.

4. Implementa la "regla de los 20 minutos": Cuando sientas la necesidad de revisar tu teléfono o navegar por Internet, espera 20 minutos. A menudo, la necesidad desaparece.

5. Practica el monotasking: Concéntrate en una tarea a la vez, dándole toda tu atención antes de pasar a la siguiente.

6. Tómate descansos regulares: Usa técnicas como el método Pomodoro para trabajar en ráfagas enfocadas seguidas de breves descansos.

7. Establece metas y prioridades claras: Conoce lo que es verdaderamente importante para que puedas enfocar tu energía en tareas de alto valor.

El camino hacia la recuperación

A medida que Tom comenzó a implementar estas estrategias, notó cambios graduales pero significativos. La calidad de su trabajo mejoró, y se encontró cumpliendo con los plazos de manera más consistente. Se sintió más presente en sus relaciones personales, disfrutando de conversaciones más profundas y conexiones más significativas.

Lo más importante, Tom comenzó a sentir un sentido de logro y satisfacción que había estado ausente durante tanto tiempo. Ya no estaba solo ocupado; era productivo. Ya no estaba solo presente; estaba comprometido.

El viaje para superar la distracción no siempre es fácil. Requiere esfuerzo constante y atención plena. Pero las recompensas -mejor rendimiento laboral, relaciones más fuertes y un mayor sentido de satisfacción en la vida- valen la pena el esfuerzo.

Mientras navegamos por nuestro mundo cada vez más conectado, es crucial reconocer los costos ocultos de la distracción y tomar medidas proactivas para recuperar nuestro enfoque. Al hacerlo, no solo mejoramos nuestras propias vidas, sino que también contribuimos a una sociedad más productiva, innovadora y conectada.

Recuerda, cada vez que eliges el enfoque sobre la distracción, estás invirtiendo en tu futuro éxito y felicidad. Es una elección que paga dividendos en todas las áreas de la vida. Así que la próxima vez que sientas la necesidad de revisar tu teléfono o cambiar de tarea, haz una pausa. Toma una respiración profunda. Y elige el enfoque.

IDENTIFICANDO TUS PATRONES PERSONALES DE DISTRACCIÓN

Emma miró su registro de distracciones con incredulidad. Los números no mentían, pero eran difíciles de aceptar. ¿Cuatro horas al día en redes sociales? ¡Eso era una cuarta parte de sus horas de vigilia! Mientras procesaba esta revelación, Emma se dio cuenta de que identificar sus patrones personales de distracción era el primer paso crucial para recuperar su enfoque y mejorar su rendimiento académico.

Reconociendo tus desencadenantes de distracción

Al igual que Emma, muchos de nosotros no somos conscientes de cuánto tiempo perdemos en distracciones cada día. Nuestras mentes se alejan fácilmente de tareas importantes, a menudo sin que siquiera nos demos cuenta. Por eso es tan crucial identificar nuestros patrones personales de distracción. Es como iluminar a los ladrones ocultos de nuestro tiempo y atención.

El registro de distracciones: Tu revelador personal

Un registro de distracciones es una herramienta simple pero poderosa para descubrir tus patrones de distracción. Así es como puedes crear y utilizar uno de manera efectiva:

1. Elige tu método de seguimiento: Puede ser un cuaderno, una hoja de cálculo o una aplicación dedicada.

2. Durante una semana, registra cada interrupción a tu enfoque. Anota:

- La hora en que ocurrió la distracción
- Cuál fue la distracción (por ejemplo, notificación de redes sociales, charla con un compañero de trabajo)
- Cuánto duró la distracción
- Lo que estabas haciendo cuando ocurrió la distracción
- Tu estado emocional en ese momento

3. Al final de la semana, analiza tu registro. Busca patrones:

- ¿Cuáles son tus distracciones más comunes?
- ¿Cuándo suelen ocurrir?
- ¿Hay ciertas tareas que parecen invitar más distracciones?
- ¿Ciertos estados emocionales correlacionan con una mayor distracción?

El registro de distracciones de Emma reveló que su uso de redes sociales aumentaba durante los tiempos de estudio, especialmente cuando se sentía estresada o abrumada por su trabajo académico. Este conocimiento fue invaluable para ayudarla a desarrollar estrategias específicas para combatir su hábito de distracción.

Desencadenantes emocionales: Los imanes ocultos de distracción

Nuestras emociones juegan un papel significativo en nuestra susceptibilidad a las distracciones. A menudo, recurrimos a comportamientos distractores como una forma de evitar emociones o
situaciones incómodas. Los desencadenantes emocionales comunes
incluyen:

- Estrés: Cuando nos sentimos abrumados, podemos buscar
  distracción como una forma de alivio temporal.
- Aburrimiento: Las tareas mundanas pueden llevarnos a
  buscar estimulación a través de distracciones.
- Ansiedad: Preocuparnos por una tarea puede,
  paradójicamente, llevarnos a evitarla a través de
  distracciones.
- Fatiga: Cuando estamos cansados, nuestra capacidad para
  resistir distracciones disminuye.
- Frustración: Las tareas desafiantes pueden llevarnos a
  buscar actividades 'más fáciles' como distracciones.

Al identificar tus desencadenantes emocionales, puedes desarrollar
estrategias más efectivas para manejarlos. Por ejemplo, si el estrés es
un desencadenante importante, podrías incorporar técnicas de
reducción de estrés como la respiración profunda o pequeños
descansos de meditación en tu rutina.

Factores ambientales: El paisaje de la distracción

Nuestro entorno juega un papel crucial en nuestra capacidad para
concentrarnos. Identificar los factores ambientales que contribuyen
a las distracciones puede ayudarte a crear un espacio más propicio
para el enfoque. Las distracciones ambientales comunes incluyen:

- Ruido: Conversaciones de fondo, sonidos del tráfico o
  música pueden desviar nuestra atención de las tareas.
- Desorden visual: Un escritorio desordenado o una

habitación llena de objetos que compiten por la atención pueden ser distracciones.

- Notificaciones: Los constantes pitidos y ventanas emergentes de nuestros dispositivos son grandes disruptores del enfoque.
- Interrupciones de otros: Compañeros de trabajo que pasan a charlar o miembros de la familia que piden atención pueden romper nuestra concentración.
- Condiciones físicas incómodas: Mala iluminación, asientos incómodos o temperaturas extremas pueden dificultar la concentración.

Una vez que hayas identificado tus distracciones ambientales, puedes tomar medidas para mitigarlas. Esto podría implicar crear un espacio de trabajo dedicado, usar auriculares con cancelación de ruido o establecer períodos de 'no molestar'.

El impacto de la distracción: Un autoexperimento

Para comprender realmente el impacto de las distracciones, el experto en productividad Chris Bailey realizó un experimento de un mes donde vivió intencionadamente una vida distraída. Sus hallazgos fueron reveladores:

- Su capacidad para concentrarse disminuyó en un 17%
- La productividad general disminuyó en un 30%
- Le resultó más difícil entrar en un estado de 'flujo', ese estado de enfoque profundo donde el trabajo parece sin esfuerzo
- Sus niveles de estrés aumentaron, mientras que su sentido general de satisfacción disminuyó

El experimento de Bailey destaca el efecto acumulativo de las distracciones. Mientras que una sola distracción podría parecer inofensiva, el impacto acumulado a lo largo del tiempo puede ser sustancial.

Perfiles de Distracción Personalizados: Todos Somos Diferentes

Es importante recordar que los patrones de distracción son altamente individuales. Lo que distrae a una persona podría no afectar en absoluto a otra. Por ejemplo:

- Sarah, una escritora, encuentra que cualquier ruido de fondo interrumpe su concentración, mientras que Tom, un programador, trabaja mejor con música.
- Alex se distrae fácilmente con el desorden visual y necesita un espacio de trabajo limpio y minimalista, mientras que a Jamie le resulta estimulante un poco de 'caos organizado'.
- Maya es constantemente desviada por las notificaciones de correo electrónico, mientras que Chris apenas las nota.

Por eso es crucial identificar tu perfil personal de distracción. Al comprender tus desencadenantes y patrones únicos, puedes desarrollar estrategias personalizadas que funcionen para ti.

Convertir Perspectivas en Acción

Una vez que hayas identificado tus patrones de distracción, es momento de desarrollar estrategias para combatirlas. Aquí hay algunos pasos que puedes seguir:

1. Establece intenciones claras: Antes de comenzar una tarea, define claramente qué quieres lograr y cuánto tiempo planeas concentrarte.

2. Crea un ambiente libre de distracciones: Basado en tus desencadenantes ambientales, establece un espacio de trabajo que minimice las distracciones.

3. Usa la tecnología de manera consciente: Apaga las notificaciones no esenciales, usa aplicaciones que bloqueen sitios web distractores durante los tiempos de concentración.

4. Practica la "regla de los dos minutos": Si una distracción puede resolverse en menos de dos minutos, hazlo inmediatamente. Si no, anótalo y vuelve a ello más tarde.

5. Desarrolla un "estacionamiento de distracciones": Cuando surjan pensamientos distractores, anótalos rápidamente para tratar más tarde, luego regresa a tu tarea.

6. Fortalece tu músculo de enfoque: Comienza con períodos cortos de trabajo concentrado y aumenta gradualmente la duración a medida que mejora tu concentración.

7. Aborda los desencadenantes emocionales: Desarrolla mecanismos de afrontamiento saludables para el estrés, el aburrimiento o la ansiedad que no involucren comportamientos distractores.

El Viaje de Emma: De la Distracción al Enfoque

Armada con las perspectivas de su registro de distracciones, Emma tomó medidas. Apagó las notificaciones de redes sociales durante las horas de estudio, creó un espacio de estudio dedicado en su dormitorio y comenzó a usar la técnica Pomodoro para trabajar en ráfagas concentradas.

Al principio, fue un desafío. Emma se encontraba alcanzando su teléfono por hábito, especialmente cuando se encontraba con material de estudio difícil. Pero perseveró, recordándose a sí misma sus objetivos y la sorprendente cantidad de tiempo que había estado perdiendo con las distracciones.

Gradualmente, Emma notó cambios. Sus sesiones de estudio se volvieron más productivas. Se encontró capaz de comprender conceptos complejos más fácilmente cuando les daba toda su atención. Sus calificaciones comenzaron a mejorar, y con ellas, su confianza y satisfacción con su experiencia universitaria.

El Camino a Seguir

Identificar tus patrones personales de distracción no es una tarea de una sola vez. Nuestras vidas y entornos están en constante cambio, trayendo nuevas distracciones potenciales. Reevaluar regularmente tus desencadenantes de distracción y ajustar tus estrategias en consecuencia es clave para mantener el enfoque a largo plazo.

Recuerda, el objetivo no es eliminar todas las distracciones - eso no es posible ni deseable. Más bien, el objetivo es ser más consciente de tus patrones de distracción y desarrollar las habilidades para gestionarlos eficazmente. Esta conciencia y estas habilidades te servirán bien no solo en tus esfuerzos actuales, sino a lo largo de tu vida personal y profesional.

A medida que avanzamos en nuestra exploración del enfoque, construiremos sobre esta base de autoconciencia. En el próximo capítulo, profundizaremos en estrategias prácticas para crear un ambiente amigable para el enfoque, preparando el escenario para un trabajo profundo y productivo. Tu viaje hacia un mejor enfoque y productividad acaba de comenzar, y las recompensas que te esperan valen bien el esfuerzo.

3
ATENCIÓN PLENA: LA BASE DEL ENFOQUE

INTRODUCCIÓN A LA ATENCIÓN PLENA Y SUS BENEFICIOS PARA EL ENFOQUE

A medida que nos sumergimos en el mundo de la atención plena, comencemos con una pregunta simple: ¿Alguna vez te has encontrado haciendo una cosa mientras tu mente divaga hacia un millón de otros lugares? Si eres como la mayoría de las personas, la respuesta probablemente sea un rotundo "sí".

En nuestro mundo acelerado e hiperconectado, es muy fácil quedar atrapado en un torbellino de pensamientos, preocupaciones y distracciones. Constantemente estamos siendo bombardeados con información, notificaciones y demandas de nuestra atención. No es de extrañar que muchos de nosotros luchemos por mantenernos enfocados y productivos.

Pero, ¿y si hubiera una manera de silenciar el ruido mental y agudizar nuestro enfoque? Entra la atención plena, una práctica poderosa que puede ayudarnos a recuperar el control de nuestras mentes errantes y aumentar nuestra capacidad de concentración.

Entonces, ¿qué es exactamente la atención plena?

La atención plena es la práctica de estar plenamente presente y comprometido en el momento actual. Se trata de prestar atención a tus pensamientos, sentimientos y entorno sin juicio. Piénsalo como darle a tu cerebro un descanso muy necesario de su constante parloteo y permitirle simplemente observar y experimentar lo que está sucediendo ahora mismo.

Ahora, podrías estar pensando, "Eso suena genial, pero ¿cómo ayuda realmente con el enfoque?" ¡Buena pregunta! Vamos a desglosarlo:

1. Reduciendo el Desorden Mental y las Distracciones

Imagina tu mente como una calle de ciudad muy transitada. Los coches (pensamientos) pasan zumbando, los peatones (emociones) corren alrededor, y hay ruido y conmoción por todas partes. La atención plena es como un semáforo que detiene todo temporalmente, permitiéndote dar un paso atrás y observar el caos sin quedar atrapado en él.

Al practicar la atención plena, aprendes a:

- Notar cuando tu mente comienza a divagar
- Regresar suavemente tu atención al momento presente
- Soltar los pensamientos distractores sin enredarte en ellos

Esta habilidad es increíblemente valiosa cuando intentas concentrarte en una tarea. En lugar de dejarte llevar por cada pensamiento o distracción pasajera, puedes reconocerlos y luego devolver tu atención a lo que realmente importa.

2. Mejorando la Flexibilidad Cognitiva y la Toma de Decisiones

La atención plena no solo te ayuda a concentrarte, sino que también hace que tu cerebro sea más adaptable y eficiente. Se ha demostrado que la práctica regular de la atención plena:

- Aumenta la materia gris en áreas del cerebro asociadas con el aprendizaje, la memoria y la regulación emocional
- Mejora la flexibilidad cognitiva, permitiéndote cambiar entre tareas más fácilmente
- Mejora las habilidades de toma de decisiones al reducir la impulsividad y aumentar la conciencia de tus procesos de pensamiento

Piénsalo como darle a tu cerebro un entrenamiento. Así como levantar pesas fortalece tus músculos, practicar la atención plena fortalece tus músculos mentales, facilitando mantenerte concentrado y tomar decisiones inteligentes.

3. Mejorando la Regulación Emocional y la Gestión del Estrés

Aceptémoslo, es difícil concentrarse cuando estás estresado o abrumado por emociones. La atención plena también puede ayudar con eso. Al practicar una conciencia sin juicio de tus pensamientos y sentimientos, puedes:

- Reducir la ansiedad y el estrés
- Mejorar tu capacidad para regular las emociones
- Aumentar la resiliencia frente a los desafíos

Cuando eres mejor capaz de manejar tu estado emocional, te resultará mucho más fácil concentrarte en la tarea en cuestión sin desviarte por la preocupación o la frustración.

Ahora, veamos un ejemplo de la vida real de cómo la atención plena puede marcar una diferencia.

~

Conozca a Sarah, una ejecutiva de marketing que estaba teniendo dificultades para cumplir con las demandas de su trabajo. Como muchos de nosotros, Sarah se encontraba constantemente haciendo múltiples tareas a la vez, saltando de un proyecto a otro y sintiéndose abrumada por su interminable lista de tareas pendientes.

El día típico de Sarah se veía algo así:

- Revisar correos electrónicos mientras estaba en una llamada de conferencia
- Redactar una presentación mientras respondía preguntas de su equipo
- Comer almuerzo en su escritorio mientras navegaba por las redes sociales
- Salir del trabajo sintiéndose exhausta e improductiva

¿Te suena familiar? Sarah sabía que algo tenía que cambiar, pero no estaba segura de por dónde empezar. Fue entonces cuando un colega le sugirió que intentara incorporar la atención plena en su rutina diaria.

Escéptica pero dispuesta a intentarlo, Sarah se comprometió a practicar la atención plena durante solo 10 minutos al día durante un mes. Esto es lo que hizo:

1. Meditación matutina: Sarah comenzó cada día con una meditación guiada de 5 minutos usando una aplicación de teléfono inteligente.

2. Descansos conscientes: Tomó tres descansos de "respiración consciente" de 2 minutos a lo largo del día, enfocándose únicamente en su respiración.

3. Comer conscientemente: Sarah se esforzó por almorzar lejos de su escritorio, prestando atención a los sabores y texturas de su comida.

Al principio, a Sarah le resultó difícil seguir su nueva rutina. Su mente divagaba durante la meditación y se sentía inquieta durante sus descansos conscientes. Pero perseveró, y después de unas semanas, comenzó a notar algunos cambios:

- Se sentía más tranquila y centrada en el trabajo
- Su capacidad para concentrarse en una tarea a la vez mejoró
- Se daba cuenta cuando su mente comenzaba a divagar y podía volver su atención más fácilmente
- Sus relaciones con los miembros de su equipo mejoraron a medida que se convertía en una mejor oyente

Después de un mes de práctica constante, Sarah estaba asombrada por la diferencia en su vida laboral. Informó:

- Aumento de la productividad: Al enfocarse en una tarea a la vez, Sarah descubrió que podía completar proyectos más rápidamente y con menos errores.
- Mejor manejo del estrés: Los descansos conscientes ayudaron a Sarah a mantenerse tranquila bajo presión y enfrentar los desafíos con una mente más clara.
- Mejoramiento de las relaciones: Al estar más presente en las conversaciones, Sarah fortaleció sus conexiones con su equipo y clientes.
- Mayor creatividad: Con una mente más tranquila, Sarah encontró que tenía más espacio mental para ideas innovadoras y resolución de problemas.

La experiencia de Sarah no es única. Muchas personas que incorporan la atención plena en sus vidas diarias informan beneficios similares. ¿La mejor parte? No necesitas dedicar horas a la meditación o cambiar completamente tu estilo de vida para ver resultados. Incluso prácticas pequeñas y consistentes pueden hacer una gran diferencia.

Entonces, ¿cómo puedes comenzar a incorporar la atención plena en tu propia vida para mejorar tu concentración? Aquí hay algunas ideas simples para comenzar:

1. Empieza poco a poco: Comienza con solo 5 minutos de práctica de atención plena al día, aumentando gradualmente a medida que te sientas cómodo.

2. Usa meditaciones guiadas: Hay muchas aplicaciones gratuitas y recursos en línea que ofrecen ejercicios de atención plena guiados.

3. Practica la respiración consciente: Toma algunas respiraciones profundas, enfocándote en la sensación del aire entrando y saliendo de tu cuerpo.

4. Participa en actividades conscientes: Prueba comer una comida sin distracciones o da un paseo corto enfocándote en tu entorno.

5. Establece recordatorios: Usa tu teléfono o computadora para establecer recordatorios regulares para tomar una pausa consciente a lo largo del día.

Recuerda, la atención plena es una habilidad que requiere práctica. No te desanimes si tu mente divaga o si te resulta difícil al principio. La clave es ser paciente y consistente.

A medida que continúes en tu camino hacia una mejor concentración, la atención plena te servirá como una base poderosa. Al entrenar tu cerebro para estar más presente y consciente, estarás mejor equipado para enfrentar distracciones, manejar el estrés y mantener el enfoque en lo que realmente importa.

TÉCNICAS PARA DESARROLLAR LA CONCIENCIA DEL MOMENTO PRESENTE

En nuestra búsqueda de una mejor concentración, hemos aprendido que la atención plena es una herramienta poderosa. Pero, ¿cómo cultivamos realmente este estado elusivo de conciencia del momento presente? Vamos a sumergirnos en algunas técnicas prácticas que pueden ayudarte a agudizar tu enfoque y mantenerte enraizado en el aquí y ahora.

La conciencia del momento presente se trata de dirigir conscientemente tu atención a lo que está sucediendo ahora, en lugar de quedar atrapado en pensamientos sobre el pasado o preocupaciones sobre el futuro. Es como sintonizar una estación de radio específica en medio de un mar de estática: estás eligiendo enfocarte en la señal clara del momento presente.

Ahora, podrías estar pensando, "Eso suena genial, pero mi mente siempre está corriendo. ¿Cómo puedo realmente mantenerme en el presente?" No te preocupes, es un desafío común. La buena noticia es que con práctica, cualquiera puede desarrollar esta habilidad. Vamos a explorar algunas técnicas que pueden ayudar:

1. Meditación de escaneo corporal

Imagina que eres un detective, pero en lugar de investigar una escena del crimen, estás explorando las sensaciones en tu propio cuerpo. Eso es esencialmente de lo que se trata una meditación de escaneo corporal.

Así es como se hace:

- Encuentra una posición cómoda, ya sea sentado o acostado.
- Cierra los ojos y toma algunas respiraciones profundas para relajarte.
- Comienza en la parte superior de tu cabeza y mueve lentamente tu atención hacia abajo a través de tu cuerpo.
- Nota cualquier sensación que sientas en el camino: tensión, hormigueo, calor o frescor.
- Si tu mente divaga (y lo hará), trae suavemente tu enfoque de vuelta a la parte del cuerpo en la que estás.

Esta práctica te ayuda a sintonizar con las sensaciones físicas, que siempre están sucediendo en el momento presente. Es como anclar tu atención a tu cuerpo, dando a tu mente un descanso de su constante parloteo.

Consejo profesional: Si tienes poco tiempo, incluso un rápido escaneo corporal de 5 minutos puede ayudar a restablecer tu enfoque. Pruébalo antes de comenzar un gran proyecto o cuando sientas que tu concentración se desvanece.

2. Observación consciente del entorno

Esta técnica se trata de convertirse en un observador curioso de tu entorno. Es como ponerse un par de gafas que de repente hacen que todo a tu alrededor sea más vívido e interesante.

Hagamos un pequeño experimento. Haz una pausa por un momento y mira a tu alrededor. Realmente mira. ¿Qué ves?

- Nota los colores y formas de los objetos en tu espacio.
- Pon atención a cómo la luz y la sombra juegan a través de las superficies.
- Escucha cualquier sonido, cercano o lejano.
- Siente la temperatura del aire en tu piel.
- Si hay algún aroma en el aire, tómalo en cuenta.

Al involucrar tus sentidos de esta manera, te estás anclando firmemente en el momento presente. Es difícil preocuparse por la reunión de mañana cuando estás completamente absorto en el intrincado patrón de vetas de la madera en tu escritorio, ¿verdad?

∿

Imagínate en esa calle concurrida. La tentación podría ser apresurarse, perdido en pensamientos sobre a dónde vas o qué necesitas hacer después. Pero, ¿qué pasaría si eligieras realmente observar en su lugar?

Podrías notar:

- La textura rugosa de los edificios de ladrillo que contrasta con las ventanas de vidrio suave
- El ritmo de los pasos a tu alrededor, algunos apresurados, otros pausados
- Cómo la luz del sol brilla en los parabrisas de los coches y crea largas sombras
- La mezcla de conversaciones, ruido del tráfico y tal vez la melodía de un músico callejero
- El aroma del café flotando desde una cafetería cercana

De repente, ese paseo ordinario se convierte en una rica experiencia sensorial. Estás completamente presente, comprometido con tu entorno en lugar de perdido en tus pensamientos.

Esta técnica no es solo para caminatas por la ciudad. Puedes practicarla en cualquier lugar: en una reunión, mientras almuerzas, o incluso mientras haces tareas domésticas. La clave es acercarte a tu entorno con curiosidad y atención.

3. Etiquetado de Pensamientos y Dejarlos Ir

Nuestras mentes son máquinas generadoras de pensamientos. Eso no es algo malo: es cómo resolvemos problemas, creamos y damos sentido al mundo. Pero a veces, esos pensamientos pueden alejarnos del momento presente y llevarnos a la preocupación, la planificación o el ensueño.

El etiquetado de pensamientos es una técnica que te ayuda a reconocer esos pensamientos sin quedarte atrapado en ellos. Así es como funciona:

- Cuando notes que surge un pensamiento, simplemente etiquétalo. Por ejemplo: "Planificación," "Preocupación," "Recordando."
- Después de etiquetar, deja suavemente el pensamiento ir y vuelve tu enfoque al momento presente.

- Si el mismo pensamiento sigue reapareciendo, está bien. Simplemente etiquétalo de nuevo y déjalo ir.

Esta práctica ayuda a crear un poco de distancia entre tú y tus pensamientos. En lugar de ser arrastrado por cada idea que aparece en tu mente, estás observando tus pensamientos de manera más objetiva.

Es como estar de pie en la orilla de un río, viendo hojas flotar en el agua. Las hojas son tus pensamientos: puedes notarlas, pero no tienes que saltar y nadar tras cada una.

Recuerda, el objetivo no es dejar de pensar por completo (¡eso es imposible!). Es volverse más consciente de tus pensamientos y elegir con cuáles quieres involucrarte.

Poniéndolo Todo Junto

Ahora que hemos explorado estas técnicas, hablemos sobre cómo incorporarlas en tu vida diaria. La clave es la consistencia y la paciencia. Como cualquier habilidad, la conciencia del momento presente se vuelve más fácil con la práctica.

Aquí hay algunas maneras de integrar estas prácticas en tu rutina:

1. Consciencia matutina: Comienza tu día con un rápido escaneo corporal. Incluso solo 5 minutos pueden establecer un tono consciente para el día que tienes por delante.

2. Transiciones conscientes: Usa los momentos entre actividades para practicar la observación consciente. Por ejemplo, antes de comenzar una nueva tarea en el trabajo, toma 30 segundos para realmente notar tu entorno.

3. Revisiones de pensamientos: Configura recordatorios en tu teléfono para pausar y etiquetar tus pensamientos varias veces a lo largo del día.

4. Comidas sensoriales: Intenta comer una comida al día de manera consciente, notando realmente los sabores, texturas y aromas de tu comida.

5. Caminatas conscientes: Ya sea un rápido paseo hacia el enfriador de agua o tu viaje de regreso a casa, usa el tiempo caminando para practicar estar presente.

Recuerda, el objetivo no es la perfección. Tu mente vagará, ¡eso es lo que hacen las mentes! La práctica está en notar cuando se desvía y volver suavemente al presente.

∼

Veamos cómo una persona incorporó estas técnicas en su vida. Conoce a Mark, un desarrollador de software que a menudo se encontraba distraído y desenfocado en el trabajo.

Mark decidió comenzar de a poco, comprometiéndose a una práctica de atención plena de 10 minutos cada mañana. Así es como lucía su rutina:

- Escaneo corporal de 5 minutos: Mark comenzaba acostado en la cama y realizando un rápido escaneo corporal, notando cualquier área de tensión o comodidad.
- Ducha consciente: Mientras se duchaba, Mark practicaba la observación consciente, notando la sensación del agua en su piel, el aroma del jabón y el sonido del agua corriendo.
- Etiquetado de pensamientos durante el desayuno: Mientras Mark desayunaba, practicaba etiquetar cualquier pensamiento que surgiera, volviendo suavemente su atención a su comida.

Al principio, Mark lo encontró desafiante. Su mente vagaba durante el escaneo corporal, se perdía en la planificación de su día en la ducha y el desayuno pasaba volando en una ráfaga de listas de tareas mentales.

Pero Mark se mantuvo firme. Después de unas semanas, comenzó a notar algunos cambios:

- Se sentía más calmado y centrado al inicio de su jornada laboral.
- Se daba cuenta cuando su mente comenzaba a vagar y podía traer su atención de vuelta más fácilmente.
- Disfrutaba más de su comida y se sentía más satisfecho después de las comidas.
- Le resultaba más fácil concentrarse en tareas de programación sin distraerse.

La experiencia de Mark muestra que incluso prácticas pequeñas y consistentes pueden hacer una gran diferencia en nuestra capacidad para mantenernos presentes y enfocados.

Al embarcarte en tu propio viaje de desarrollar la conciencia del momento presente, recuerda que es una habilidad que lleva tiempo desarrollar. Sé paciente contigo mismo. Algunos días serán más fáciles que otros, y eso está bien.

La belleza de estas técnicas es que siempre están disponibles para ti. Ya sea que estés atascado en el tráfico, sentado en una reunión o abordando un proyecto desafiante, siempre puedes tomarte un momento para sintonizar con tu cuerpo, observar tu entorno o etiquetar tus pensamientos.

Al practicar consistentemente estas técnicas, estás entrenando tu cerebro para estar más presente y enfocado. Con el tiempo, puedes encontrar que permanecer en el momento presente se vuelve más natural, permitiéndote abordar tu trabajo y vida con mayor claridad, calma y efectividad.

Así que, la próxima vez que encuentres que tu mente divaga o tu enfoque se escapa, recuerda: el momento presente siempre está aquí, esperando que te sintonices. Respira profundamente, nota lo que te rodea y trae tu atención de nuevo al aquí y ahora. Tu enfoque te lo agradecerá.

EJERCICIOS DE RESPIRACIÓN CONSCIENTE PARA ENFOQUE INSTANTÁNEO

En nuestro mundo acelerado, encontrar el enfoque puede parecer a veces como intentar atrapar una mariposa con las manos desnudas. Justo cuando crees que lo tienes, se escapa. Pero, ¿y si hubiera una herramienta simple y siempre disponible para ayudarte a centrar tu atención y calmar tu mente al instante? Buenas noticias: la hay, y está justo bajo tu nariz. Literalmente.

Presentamos los ejercicios de respiración consciente. Estas poderosas técnicas aprovechan lo único que siempre estás haciendo: respirar, y lo convierten en un superpoder de enfoque. Vamos a sumergirnos en algunos de los ejercicios de respiración más efectivos que pueden ayudarte a encontrar tu centro y agudizar tu enfoque, sin importar dónde estés o qué estés haciendo.

1. La Técnica de Respiración 4-7-8

Piensa en la técnica 4-7-8 como un botón de reinicio para tu cerebro. Es simple, rápida y sorprendentemente efectiva para calmar tu sistema nervioso y devolver tu atención al momento presente.

Así es como funciona:

- Inhala suavemente por la nariz durante 4 segundos
- Mantén la respiración durante 7 segundos
- Exhala completamente por la boca, haciendo un sonido de "whoosh", durante 8 segundos
- Repite este ciclo cuatro veces

¿Por qué funciona esto? La exhalación prolongada en esta técnica ayuda a activar la respuesta de relajación de tu cuerpo, disminuyendo tu ritmo cardíaco y reduciendo el estrés. Es como decirle a tu cerebro, "Oye, todo está bien. Podemos relajarnos ahora."

~

La experiencia de John es un ejemplo perfecto de lo rápido que puede funcionar esta técnica. En solo uno o dos minutos, pudo pasar de sentirse abrumado a sentirse enfocado y listo para abordar su presentación.

Consejo profesional: Practica esta técnica cuando no estés bajo presión, para que se vuelva algo natural cuando realmente la necesites. Inténtalo antes de comenzar tu jornada laboral, durante un breve descanso, o incluso mientras esperas en la fila del supermercado.

2. Respiración en Caja

Imagina dibujar un cuadrado en tu mente. Cada lado del cuadrado representa una parte diferente de tu respiración. Esta es la esencia de la respiración en caja, una técnica utilizada por todos, desde los SEAL de la Marina hasta practicantes de yoga, para encontrar calma y enfoque.

Así es como se hace:

- Inhala contando hasta 4
- Mantén la respiración contando hasta 4
- Exhala contando hasta 4
- Mantén la respiración contando hasta 4
- Repite este ciclo 4-5 veces

La belleza de la respiración en caja es su simplicidad y versatilidad. Puedes hacerlo en cualquier lugar, en cualquier momento, sin que nadie se dé cuenta. ¿Atrapado en una reunión aburrida? Respira en caja. ¿Te sientes abrumado por tu lista de tareas? Respira en caja. ¿Necesitas un momento de claridad antes de tomar una gran decisión? Ya lo adivinaste: respira en caja.

Esta técnica funciona creando un ritmo al que tu mente puede aferrarse, dándole un descanso del constante bullicio de pensamientos. Es como darle a tu cerebro unas mini-vacaciones, permitiéndole regresar renovado y listo para enfocarse.

Prueba esto: La próxima vez que te sientas disperso o desenfocado, establece un temporizador para 2 minutos y practica la respiración en caja. Nota cómo te sientes antes y después. Muchas personas reportan sentirse más centradas, calmadas y con mayor claridad mental después de solo unos pocos ciclos.

3. Respiración Alternada por la Nariz

Ahora, nos vamos a poner un poco sofisticados. La respiración alternada por la nariz puede parecer un poco extraña si la haces en público, pero es una técnica poderosa para equilibrar tu mente y agudizar tu enfoque.

Así es como funciona:

- Siéntate cómodamente con la espalda recta
- Usa tu pulgar derecho para cerrar tu fosa nasal derecha
- Inhala profundamente por tu fosa nasal izquierda
- Cierra tu fosa nasal izquierda con tu dedo anular, suelta tu pulgar y exhala por tu fosa nasal derecha
- Inhala por tu fosa nasal derecha
- Cierra tu fosa nasal derecha, suelta tu dedo anular y exhala por tu fosa nasal izquierda
- Esto completa un ciclo. Repite de 5 a 10 ciclos

Esta técnica puede parecer un poco incómoda al principio, pero persiste. Muchas personas encuentran que la respiración alternada por la nariz les ayuda a sentirse más equilibradas y enfocadas. Es como presionar el botón de reinicio en tu cerebro, permitiéndote abordar tareas con una claridad renovada.

La ciencia detrás de esta técnica es fascinante. Al alternar el flujo de aire a través de tus fosas nasales, estás estimulando diferentes partes de tu cerebro. Esto puede ayudar a equilibrar los hemisferios izquierdo y derecho de tu cerebro, promoviendo un estado de calma alerta, perfecto para enfocarse en tareas desafiantes.

Uniéndolo Todo: Creando Tu Kit de Herramientas de Enfoque con la Respiración

Ahora que hemos explorado estas técnicas, hablemos sobre cómo incorporarlas en tu vida diaria. La clave es experimentar y encontrar lo que funciona mejor para ti en diferentes situaciones.

Aquí tienes un ejemplo de kit de herramientas de enfoque con la respiración:

1. Impulso de enfoque matutino: Comienza tu día con 5 ciclos de respiración en caja. Esto puede ayudar a establecer un tono calmado y enfocado para el día que tienes por delante.

2. Centro antes de una reunión: Antes de una reunión importante o presentación, prueba la técnica 4-7-8. Puede ayudar a calmar los nervios y agudizar tu enfoque.

3. Revitalizador de la tarde: Cuando te golpea la caída de energía post-almuerzo, prueba 2-3 minutos de respiración alternada por la nariz. Puede ayudar a re-energizar y reenfocar tu mente.

4. Ritual de transición: Usa la respiración en caja como una forma de transitar entre tareas. Puede ayudarte a cerrar un capítulo mental y abrir otro con un enfoque renovado.

5. Desconexión antes de dormir: Termina tu día con la técnica 4-7-8 para calmar tu mente y prepararte para un sueño reparador.

Recuerda, el objetivo no es ejecutar estas técnicas a la perfección. Es usarlas como herramientas para llevar tu atención de regreso al momento presente y agudizar tu enfoque. Incluso si tu mente divaga (y lo hará), el acto de notar y traer suavemente tu atención de regreso a tu respiración está fortaleciendo tus músculos de enfoque.

～

Veamos cómo una persona incorporó estas técnicas en su vida diaria. Conoce a Sarah, una gerente de marketing que a menudo se sentía abrumada y dispersa en el trabajo.

Sarah decidió experimentar con ejercicios de respiración consciente durante una semana. Así se veía su rutina:

- Mañana: 5 ciclos de respiración en caja mientras esperaba que se hiciera su café
- Media mañana: 2 minutos de respiración alternada por la nariz antes de la reunión con su equipo
- Tarde: Técnica 4-7-8 cuando sentía la caída post-almuerzo
- Noche: Respiración en caja durante su trayecto a casa

Al principio, Sarah se sentía un poco tonta concentrándose tanto en su respiración. Pero a medida que avanzaba la semana, notó algunos cambios:

- Se sentía más calmada y centrada al inicio de su jornada laboral
- Su mente divagaba menos durante las reuniones
- Tenía más energía por las tardes
- Podía soltar el estrés laboral más fácilmente durante su trayecto a casa

Al final de la semana, Sarah se encontró recurriendo automáticamente a estas técnicas cuando necesitaba un impulso de enfoque. Se habían convertido en herramientas valiosas en su caja de herramientas mental.

El Poder de los Micro-Momentos

Una de las mejores cosas de los ejercicios de respiración consciente es que no requieren un gran compromiso de tiempo. Incluso una sola respiración consciente puede marcar la diferencia. Llamamos a estos "micro-momentos" de atención plena.

Aquí tienes algunas formas de incorporar micro-momentos de respiración consciente en tu día:

- Toma una respiración profunda antes de contestar el teléfono
- Usa el tiempo de espera mientras tu computadora se enciende para hacer un ciclo rápido de 4-7-8
- Practica la respiración en caja mientras esperas en la fila
- Toma tres respiraciones conscientes antes de comenzar una nueva tarea

Estos micro-momentos pueden parecer pequeños, pero pueden sumar una gran diferencia en tu enfoque general y bienestar.

Recuerda, tu respiración siempre está contigo. Es una herramienta constante y confiable que puedes usar en cualquier momento y en cualquier lugar para volver al momento presente y agudizar tu enfoque. Ya sea que estés enfrentando una situación de alta presión como la presentación de John, o simplemente tratando de pasar un día ajetreado como Sarah, tu respiración puede ser tu ancla.

A medida que continúas en tu camino hacia un enfoque mejorado, haz de la respiración consciente una parte de tu rutina diaria. Experimenta con diferentes técnicas, encuentra lo que funciona mejor para ti y no tengas miedo de adaptarlas para que se ajusten a tus necesidades. Con la práctica, descubrirás que estos simples ejercicios pueden convertirse en poderosos aliados en tu búsqueda de un mejor enfoque y productividad.

Así que la próxima vez que sientas que tu atención se desvía, recuerda: tu botón de reinicio de enfoque está a solo una respiración de distancia. Tómate un momento, sintoniza con tu respiración y observa cómo tu mente se vuelve más clara, más calmada y más enfocada. Tu respiración siempre está ahí, esperando ayudarte a encontrar tu centro y enfrentar cualquier desafío que se presente.

INTEGRANDO LA ATENCIÓN PLENA EN LAS RUTINAS DIARIAS

Ahora que hemos explorado el poder de la atención plena y aprendido algunas técnicas rápidas para recuperar el enfoque, profundicemos en cómo podemos entrelazar la atención plena en el tejido de nuestra vida diaria. Después de todo, el objetivo no es solo ser consciente durante las sesiones de meditación, sino cultivar un enfoque consciente de la vida que mejore nuestro enfoque a lo largo del día.

Piense en la atención plena como un músculo. Cuanto más lo uses, más fuerte se vuelve. Al incorporar prácticas conscientes en tus actividades cotidianas, esencialmente estás dando a ese músculo un ejercicio constante. Con el tiempo, esto puede llevar a mejoras significativas en tu capacidad de enfocarte y permanecer presente, incluso en situaciones desafiantes.

Exploremos algunas formas prácticas de integrar la atención plena en tus rutinas diarias:

1. Comer Conscientemente

Todos comemos todos los días, lo que hace de la hora de la comida una oportunidad perfecta para practicar la atención plena. Comer conscientemente implica prestar plena atención a la experiencia de comer y beber, tanto interna como externamente.

Aquí tienes cómo practicar el comer conscientemente:

- Comienza mirando tu comida. Observa sus colores, texturas y formas.
- Tómate un momento para oler tu comida antes de comenzar a comer.
- Toma bocados pequeños y mastica lentamente, saboreando cada bocado.
- Nota los sabores, texturas y temperaturas en tu boca.
- Presta atención a las señales de hambre y saciedad de tu cuerpo.

Al comer conscientemente, no solo estás mejorando tu relación con la comida, sino que también estás entrenando tu cerebro para concentrarse en el momento presente. Es como matar dos pájaros de un tiro: estás nutriendo tu cuerpo y tu mente al mismo tiempo.

Consejo profesional: Comienza con una comida consciente al día. Podría ser tu café de la mañana, el almuerzo o la cena. Aumenta gradualmente a medida que te sientas más cómodo con la práctica.

2. Meditación Caminando

Caminar es algo que la mayoría de nosotros hacemos todos los días sin pensar mucho. Pero, ¿y si transformamos nuestro paseo diario en una práctica de meditación? La meditación caminando es una forma de mindfulness en movimiento.

Aquí te explicamos cómo hacerlo:

- Elige un lugar tranquilo para caminar. Podría ser un parque, tu patio trasero, o incluso un pasillo en tu casa.
- Camina a un ritmo natural y relajado.

- Presta atención a la sensación de tus pies tocando el suelo.
- Observa el movimiento de tus piernas y el balanceo de tus brazos.
- Si tu mente divaga, lleva suavemente tu atención de vuelta a las sensaciones físicas de caminar.

La meditación caminando puede ser especialmente útil para aquellos que encuentran desafiante quedarse quietos para la meditación tradicional. Es una excelente manera de incorporar el movimiento en tu práctica de mindfulness.

Prueba esto: La próxima vez que camines hacia tu coche, al buzón, o incluso solo a otra habitación en tu casa, intenta hacerlo conscientemente. Nota la sensación de tus pies en el suelo, el movimiento de tu cuerpo, y los sonidos y vistas a tu alrededor.

3. Uso Consciente de la Tecnología

En nuestra era digital, pasamos una parte significativa de nuestro día interactuando con la tecnología. Aunque la tecnología puede ser una gran fuente de distracción, también puede ser una oportunidad para practicar mindfulness.

Aquí hay algunas maneras de usar la tecnología conscientemente:

- Antes de revisar tu teléfono, respira profundamente y establece una intención para el uso que le darás.
- Cuando navegues por las redes sociales, haz una pausa ocasionalmente para notar cómo te sientes.
- Establece recordatorios en tus dispositivos para tomar descansos conscientes a lo largo del día.
- Practica la regla de "una pantalla a la vez": concéntrate en un dispositivo en lugar de realizar múltiples tareas.

Al abordar el uso de la tecnología con mindfulness, podemos transformar posibles distracciones en oportunidades para el enfoque y la presencia.

~

Este estudio de caso muestra el poder de incorporar incluso pequeñas prácticas de mindfulness en nuestras rutinas de trabajo. El "minuto consciente" del equipo ayudó a todos a pasar a un estado mental más enfocado y presente, sentando las bases para reuniones más productivas.

Desglosamos qué hizo exitosa esta práctica:

- Consistencia: Al hacerlo al inicio de cada reunión, se convirtió en un hábito.
- Brevedad: Un minuto fue lo suficientemente corto para no sentirse como una carga, pero lo suficientemente largo para marcar una diferencia.
- Participación grupal: Hacerlo juntos creó una experiencia compartida y responsabilidad.
- Propósito claro: El equipo entendía que esta práctica tenía como objetivo mejorar su trabajo, no solo como un ejercicio arbitrario.

Puedes aplicar principios similares en tu propia vida laboral. Por ejemplo, podrías tomar un minuto consciente antes de comenzar un gran proyecto, o implementar una pausa consciente en todo el equipo durante períodos particularmente estresantes.

Resumen de Puntos Clave

Al cerrar este capítulo sobre el mindfulness como la base de la concentración, revisemos los puntos clave que hemos cubierto:

1. El mindfulness forma la base para mejorar la concentración y la productividad. Al entrenar nuestras mentes para mantenerse presentes, estamos mejor equipados para manejar distracciones y mantener la concentración.

2. Desarrollar la conciencia del momento presente ayuda a reducir las distracciones y el desorden mental. Técnicas como los escaneos corporales, la observación consciente y el etiquetado del pensamiento pueden ayudarnos a mantenernos anclados en el aquí y ahora.

3. Los ejercicios de respiración proporcionan herramientas rápidas para recuperar la concentración en situaciones desafiantes. Ya sea la técnica 4-7-8, la respiración en caja o la respiración alterna por las fosas nasales, estas prácticas pueden ayudarnos a restablecer nuestra atención en cuestión de minutos.

4. Integrar el mindfulness en las rutinas diarias construye una práctica sostenible. Al incorporar el mindfulness en actividades como comer, caminar y usar tecnología, podemos fortalecer nuestra capacidad para mantenernos enfocados a lo largo del día.

Pasos de Acción

Ahora que hemos explorado estos conceptos, es hora de ponerlos en práctica. Aquí hay algunos pasos concretos que puedes tomar para comenzar a desarrollar tu músculo de mindfulness:

1. Comienza con una práctica diaria de mindfulness de 5 minutos. Esto podría ser una meditación corta, un escaneo corporal o respiración consciente. La consistencia es clave, así que elige un momento del día en el que sea más probable que lo mantengas.

2. Elige una actividad diaria (como comer o caminar) para realizar conscientemente. Presta plena atención a las sensaciones, pensamientos y emociones que surgen durante esta actividad.

3. Experimenta con diferentes técnicas de respiración y anota cuál funciona mejor para ti. Cada persona es diferente, así que encuentra la técnica que más resuene contigo.

4. Establece recordatorios para tomar breves descansos de mindfulness durante tu jornada laboral. Estos podrían ser tan cortos como una respiración consciente o tan largos como una meditación de 5 minutos.

Recuerda, el objetivo no es la perfección. Es el progreso. Tu mente divagará, y está bien. La práctica está en notar cuando divaga y traerla suavemente de vuelta al momento presente.

Al cerrar este capítulo, es importante reconocer que el mindfulness no es solo una técnica, sino una forma de abordar la vida. Al cultivar el mindfulness, no solo estamos mejorando nuestra capacidad para concentrarnos, sino también mejorando nuestro bienestar general y calidad de vida.

Al explorar el poder del mindfulness para cultivar la concentración, hemos establecido una base sólida para una concentración más profunda. Hemos aprendido a estar más presentes, a usar nuestra respiración como ancla, y a entrelazar el mindfulness en nuestras actividades diarias.

Pero el mindfulness es solo el comienzo. En el próximo capítulo, construiremos sobre esta base examinando estrategias específicas para eliminar distracciones y crear un entorno propicio para una atención sostenida. Exploraremos cómo configurar tu espacio físico, gestionar tu entorno digital y establecer rutinas que apoyen una concentración profunda.

Recuerda, la concentración no se trata solo de fuerza de voluntad. Se trata de crear las condiciones adecuadas para que florezca la concentración. Y con las habilidades de mindfulness que has desarrollado en este capítulo, ahora estás bien equipado para llevar tu concentración al siguiente nivel.

Así que toma una respiración profunda, céntrate en el momento presente, y continuemos nuestro viaje hacia el dominio del arte de la concentración.

4
EL ENTORNO DE CONCENTRACIÓN

DISEÑANDO UN ESPACIO FÍSICO PROPICIO PARA LA CONCENTRACIÓN

Tu entorno puede hacer o deshacer tu capacidad para concentrarte. No se trata solo de tener un lugar tranquilo para trabajar, sino de crear un entorno que nutra tu concentración y aumente tu productividad. Vamos a sumergirnos en cómo puedes transformar tu espacio de trabajo en un refugio amigable para la concentración.

Primero lo primero: deshazte del desorden.

Un escritorio desordenado es como una habitación ruidosa para tus ojos. Es una distracción. Piensa en ello: cuando tu espacio de trabajo está desordenado, tu cerebro tiene que procesar toda esa información visual. Esa es energía mental que podrías estar usando para abordar tus tareas.

Entonces, ¿cómo te deshaces del desorden?

- Comienza por limpiar tu escritorio. Solo mantén los artículos que usas diariamente.
- Usa cajones u organizadores para las cosas que necesitas ocasionalmente.
- Pasa a lo digital siempre que sea posible. Escanea documentos en lugar de mantener copias en papel.
- Adopta una regla de "uno dentro, uno fuera". Por cada nuevo elemento que traigas, elimina uno viejo.

Recuerda, menos es más cuando se trata de concentración.

Sarah, una escritora freelance, aprendió esto de la manera difícil. Su oficina en casa era un caos de papeles, libros y chucherías. A menudo se encontraba distraída, levantando objetos al azar en lugar de escribir. Un día, decidió que ya era suficiente.

Pasó un fin de semana deshaciéndose del desorden. Donó libros que ya no necesitaba, archivó documentos importantes y quitó todos los objetos innecesarios de su escritorio. ¿El resultado? Un espacio de trabajo limpio y minimalista que la ayudó a concentrarse en su escritura.

"Fue como si me quitaran un peso de encima," dijo Sarah. "No me di cuenta de cuánto el desorden estaba afectando mi concentración hasta que desapareció."

En el primer mes de la renovación de su oficina, la productividad de Sarah aumentó en un 30%. Cumplía los plazos más fácilmente y producía un trabajo de mayor calidad. Todo por simplemente despejar su espacio.

Pero deshacerse del desorden es solo el comienzo. Hablemos de traer la naturaleza a tu espacio de trabajo.

La naturaleza tiene un efecto calmante en nuestras mentes. Puede reducir el estrés y mejorar la concentración. No necesitas trabajar en un bosque para obtener estos beneficios. Incluso pequeños elementos de la naturaleza en tu espacio de trabajo pueden hacer una gran diferencia.

Aquí hay algunas formas de incorporar la naturaleza:

- Añade algunas plantas a tu escritorio o estantes. Mejoran la calidad del aire y proporcionan una presencia calmante.
- Si es posible, coloca tu escritorio cerca de una ventana para recibir luz natural.
- Usa colores inspirados en la naturaleza como verdes y azules en tu decoración.
- Si no puedes tener plantas reales, incluso las imágenes de la naturaleza pueden tener un efecto positivo.

La luz natural merece una mención especial. No se trata solo de iluminar tu espacio. La exposición a la luz natural ayuda a regular el ritmo circadiano de tu cuerpo, lo que puede mejorar la calidad de tu sueño. Mejor sueño significa mejor concentración durante el día.

Si no puedes obtener luz natural, invierte en una lámpara de escritorio de buena calidad. Busca una que imite la luz natural. Puede marcar una gran diferencia, especialmente durante esas sesiones de trabajo nocturnas.

Ahora, hablemos de crear un área de trabajo dedicada.

Tener un lugar específico para trabajar ayuda a tu cerebro a cambiar a "modo enfoque" cuando estás allí. No tiene que ser una habitación entera, incluso un rincón de tu sala de estar puede funcionar.

La clave es la consistencia. Usa este espacio solo para trabajar. Cuando estés allí, tu cerebro sabrá que es hora de concentrarse.

Si tienes poco espacio, sé creativo. Un escritorio plegable que puedas guardar cuando no lo uses puede ser una gran solución. O utiliza un divisor de habitación para crear una "zona de trabajo" separada en una habitación más grande.

Cualquiera que sea tu solución, hazla tuya. Personalízala de una manera que te inspire, pero recuerda: mantenla minimalista. Unos pocos objetos significativos pueden motivarte sin convertirse en una distracción.

Veamos cómo Sarah aplicó estos principios a la renovación de su oficina en casa.

Después de deshacerse del desorden, Sarah pintó su oficina de un azul suave y calmante. Colocó su escritorio cerca de la ventana, permitiendo que la luz natural inundara su espacio de trabajo. Añadió una pequeña planta en maceta a su escritorio y colgó una pintura inspirada en la naturaleza en la pared.

Para crear una clara distinción entre sus espacios de trabajo y de vida, Sarah utilizó una estantería como divisor de habitación. En el lado de trabajo, mantuvo solo libros y materiales relacionados con el trabajo. El lado de la vida albergaba sus artículos personales.

"Es como si ahora tuviera dos habitaciones separadas," explicó Sarah. "Cuando entro en mi espacio de oficina, mi mente automáticamente cambia al modo de trabajo. Y cuando termino, puedo 'dejar' el trabajo atrás simplemente al pasar al otro lado de la estantería."

La transformación no fue solo física, también fue mental. Sarah se encontraba deseando sentarse en su escritorio cada mañana. Su nuevo entorno la energizaba e inspiraba.

Pero, ¿y si no tienes el lujo de una oficina en casa? No te preocupes, aún puedes crear un entorno amigable con el enfoque.

Si trabajas desde un pequeño apartamento o espacio compartido, considera estos consejos:

- Usa auriculares con cancelación de ruido para crear una sensación de privacidad y bloquear las distracciones.

- Invierte en un escritorio pequeño y portátil que puedas montar y recoger según sea necesario.
- Usa un mantel o tapete específico para definir tu "espacio de trabajo" en una mesa compartida.
- Ten una "caja de trabajo" donde guardes todos tus suministros. Cuando sea hora de trabajar, saca la caja. Cuando termines, guárdala.

El objetivo es crear una separación mental y física entre tu trabajo y tu vida personal, incluso en un espacio pequeño.

Recuerda, diseñar un entorno amigable con el enfoque es un proceso continuo. Lo que funciona para ti puede cambiar con el tiempo. Mantente abierto a experimentar y ajustar tu espacio según sea necesario.

Aquí hay algunas preguntas que debes hacerte regularmente:

- ¿Me siento energizado o agotado en este espacio?
- ¿Hay distracciones recurrentes que necesito abordar?
- ¿Mi configuración actual apoya mis objetivos de productividad?

Al evaluar y ajustar regularmente tu entorno, puedes asegurarte de que continúe apoyando tu enfoque y productividad.

Recuerda la historia de Sarah. Unos simples cambios en su espacio físico llevaron a un aumento significativo en su productividad y satisfacción laboral. Tú también puedes experimentar estos beneficios diseñando conscientemente tu espacio de trabajo.

Así que, mira a tu alrededor. ¿Qué cambios puedes hacer en tu entorno para mejorar tu enfoque? Comienza poco a poco, incluso los ajustes menores pueden tener un gran impacto. Tu futuro yo, más enfocado, te lo agradecerá.

DESORDEN DIGITAL Y CREACIÓN DE UN ENTORNO EN LÍNEA LIBRE DE DISTRACCIONES

Nuestro mundo digital es una espada de doble filo. Es una potencia de información y conectividad, pero también es un laberinto de distracciones. Al igual que un escritorio desordenado puede desviar tu enfoque, un entorno digital caótico puede dispersar tu atención. Vamos a profundizar en cómo puedes domar esta bestia digital y crear un oasis de productividad en línea.

Primero: bloqueadores de sitios web y temporizadores de aplicaciones. Estos son tu primera línea de defensa contra las distracciones digitales.

Piénsalo. ¿Cuántas veces te has sentado a trabajar, solo para encontrarte navegando por las redes sociales diez minutos después? Nos pasa a los mejores. Ahí es donde los bloqueadores de sitios web son útiles.

Estas herramientas te permiten bloquear el acceso a sitios web que distraen durante tus horas de trabajo. Puedes configurarlos para bloquear sitios específicos en ciertos momentos del día o por duraciones establecidas. Es como poner un candado en el tarro de galletas cuando estás tratando de hacer dieta.

Algunas opciones populares incluyen:

- Freedom
- StayFocusd
- Cold Turkey

Los temporizadores de aplicaciones funcionan de manera similar, pero para las aplicaciones de tu smartphone. Te permiten establecer límites diarios para el uso de aplicaciones. Una vez que alcanzas tu límite, la aplicación te bloquea. Es una gran manera de frenar esos momentos de "solo una verificación rápida" que se convierten en sesiones de navegación de una hora.

Ahora, hablemos de organizar tus archivos digitales. Una computadora desordenada es tan distraída como un escritorio desordenado.

Crea un sistema que funcione para ti. Aquí tienes una estructura simple que podrías intentar:

- Trabajo
- Proyectos
- Cliente A
- Cliente B
- Administración
- Personal
- Finanzas
- Salud
- Archivo

La clave es ser consistente. Cada vez que crees o recibas un nuevo archivo, archívalo inmediatamente en el lugar correcto. Puede tomar unos segundos extra en el momento, pero te ahorrará horas de búsqueda a largo plazo.

Usa nombres de archivo descriptivos. En lugar de "Documento1.doc", prueba "2023_Q2_Informe_Borrador1.doc". Hace que la búsqueda sea mucho más fácil.

Considera usar un servicio de almacenamiento en la nube como Dropbox o Google Drive. Ofrecen potentes funciones de búsqueda y te permiten acceder a tus archivos desde cualquier dispositivo.

Ahora, abordemos el monstruo de las notificaciones. Las notificaciones son el equivalente digital de alguien tocándote el hombro cada pocos minutos. Es difícil concentrarse cuando te interrumpen constantemente.

Aquí te explicamos cómo domar tus notificaciones:

- Desactiva todas las notificaciones no esenciales. ¿Realmente necesitas saber cada vez que alguien le da "me gusta" a tu publicación de Instagram?
- Para aplicaciones esenciales, personaliza la configuración de notificaciones. Tal vez solo necesites notificaciones de tu jefe y clientes clave.
- Usa la función "No molestar" en tus dispositivos durante sesiones de trabajo enfocadas.
- Considera usar un perfil de trabajo separado en tus dispositivos, con configuraciones de notificaciones más estrictas.

Recuerda, el objetivo no es aislarte por completo. Es crear un entorno donde tú controles cuándo y cómo interactúas con el mundo digital, no al revés.

Veamos cómo una startup tecnológica, XYZ, implementó estas estrategias para mejorar el enfoque y la productividad de su equipo.

XYZ estaba teniendo problemas de productividad. A pesar de contar con un equipo talentoso, los proyectos a menudo se retrasaban y la calidad del trabajo era inconsistente. El equipo de liderazgo sospechaba que las distracciones digitales eran un gran culpable.

Decidieron implementar una política de "desintoxicación digital" en toda la empresa. Esto es lo que hicieron:

1. Instalaron bloqueadores de sitios web en todas las computadoras de la empresa, limitando el acceso a redes sociales y otros sitios no relacionados con el trabajo durante el horario laboral.

2. Animaron a los empleados a usar temporizadores de aplicaciones en sus teléfonos durante la jornada laboral.

3. Proporcionaron capacitación sobre organización de archivos digitales y requirieron que todos los empleados adoptaran un sistema de archivo estandarizado.

4. Implementaron una política de "sin notificaciones" durante ciertas horas del día. Durante estos tiempos, se desactivaron todas las notificaciones no esenciales y se animó a los empleados a revisar sus correos electrónicos y mensajes en intervalos establecidos en lugar de constantemente.

5. Crearon espacios de "trabajo profundo" en la oficina, áreas donde los empleados podían trabajar sin distracciones digitales.

Los resultados fueron impresionantes. En tres meses, vieron un aumento del 25% en el enfoque de los empleados y un incremento del 15% en las tasas de finalización de proyectos. La satisfacción de los empleados también mejoró, con muchos reportando sentirse menos estresados y más en control de su trabajo.

"Fue como la noche y el día", dijo Sarah, una gerente de proyectos en XYZ. "Antes, sentía que estaba apagando incendios constantemente y nunca llegaba a mis tareas importantes. Ahora, tengo tiempo dedicado para concentrarme profundamente en mi trabajo sin interrupciones. Ha hecho una gran diferencia en mi productividad y satisfacción laboral."

Pero XYZ no se detuvo allí. Se dieron cuenta de que sostener estos cambios requeriría esfuerzo continuo y adaptación. Implementaron algunas estrategias adicionales:

- Días mensuales de "desintoxicación digital": Una vez al mes, toda la empresa se desconectaba de herramientas digitales no esenciales por un día. Esto ayudó a reforzar la importancia del trabajo enfocado y dio a los empleados la oportunidad de reajustar sus hábitos digitales.

- Revisiones regulares: Añadieron preguntas sobre distracciones digitales a sus revisiones regulares con empleados. Esto ayudó a identificar nuevos desafíos y oportunidades de mejora.
- Reuniones sin tecnología: Experimentaron con tener algunas reuniones sin dispositivos tecnológicos presentes. Esto llevó a discusiones más comprometidas y mejor retención de información.

La clave del éxito de XYZ fue su enfoque holístico. No solo implementaron herramientas, sino que crearon una cultura que valoraba el enfoque y el uso consciente de la tecnología.

Puedes aplicar estos mismos principios a tu entorno digital personal. Comienza haciendo una auditoría digital. Durante una semana, presta mucha atención a cómo usas tus dispositivos. ¿Qué sitios visitas más a menudo? ¿Qué aplicaciones consumen la mayor parte de tu tiempo? ¿Cuándo te encuentras más distraído?

Utiliza esta información para crear tu plan personal de desorden digital. Tal vez necesites darte de baja de algunos boletines por correo electrónico. Quizás necesites reorganizar el escritorio de tu computadora. O tal vez sea hora de eliminar algunas aplicaciones que son más una distracción que útiles.

Recuerda, el objetivo no es eliminar todas las herramientas digitales. Es crear un entorno donde la tecnología te sirva a ti, no al revés.

Aquí tienes algunos consejos adicionales a considerar:

- Usa un gestor de contraseñas. Esto reduce el desorden mental de tratar de recordar múltiples contraseñas.
- Implementa la "regla de los dos minutos". Si una tarea digital tomará menos de dos minutos, hazla

inmediatamente en lugar de dejar que llene tu lista de tareas pendientes.

- Limpia regularmente tu bandeja de entrada de correo electrónico. Cancela la suscripción a boletines que ya no lees y configura filtros para clasificar automáticamente el correo entrante.

- Considera usar una aplicación de toma de notas digital como Evernote o OneNote para mantener todas tus ideas e información en un solo lugar y que sea fácil de buscar.

- Experimenta con diferentes aplicaciones de productividad, pero ten cuidado con la sobrecarga de aplicaciones. A veces, una simple lista de tareas es todo lo que necesitas.

Crear un entorno digital libre de distracciones es un proceso continuo. La tecnología está en constante evolución, y también lo están las formas en que puede distraernos. Mantente alerta y dispuesto a ajustar tus estrategias según sea necesario.

Recuerda la historia de XYZ. Vieron mejoras significativas en el enfoque y la productividad al implementar estas estrategias. Tú también puedes recuperar tu atención y aumentar tu productividad creando un entorno digital más intencional.

Así que, observa tu mundo digital. ¿Qué cambios puedes hacer para reducir las distracciones y aumentar tu enfoque? Comienza poco a poco, incluso los ajustes menores pueden tener un gran impacto. Tu futuro yo, más enfocado y productivo, te lo agradecerá.

EL IMPACTO DEL RUIDO, LA LUZ Y LA TEMPERATURA EN LA CONCENTRACIÓN

Cuando se trata de concentración, el diablo está en los detalles. Puede que no te des cuenta, pero los factores ambientales que te rodean juegan un papel crucial en tu capacidad para enfocarte.

Analicemos cómo el ruido, la luz y la temperatura pueden hacer o deshacer tu concentración, y qué puedes hacer al respecto.

Primero: el ruido. Es el distractor invisible que puede descarrilar tu enfoque en un instante.

Piensa en la última vez que intentaste concentrarte en un entorno ruidoso. Tal vez fue un compañero de trabajo hablador, un perro ladrando o el constante murmullo del tráfico fuera de tu ventana. El ruido no solo nos molesta, en realidad cambia cómo funcionan nuestros cerebros.

Cuando estamos expuestos al ruido, nuestros cerebros tienen que trabajar más para filtrarlo. Este esfuerzo adicional resta recursos mentales que podríamos estar usando para concentrarnos en nuestra tarea. Es como intentar correr con pesas en los tobillos: puedes hacerlo, pero es mucho más difícil y no llegarás tan lejos.

Entonces, ¿qué puedes hacer al respecto? Introduce los auriculares con cancelación de ruido y las máquinas de ruido blanco.

Los auriculares con cancelación de ruido son como un botón de silencio para el mundo que te rodea. Usan tecnología inteligente para crear "anti-ruido" que cancela los sonidos de fondo. Muchas personas los encuentran increíblemente efectivos para crear una burbuja de silencio en entornos ruidosos.

Las máquinas de ruido blanco, por otro lado, funcionan añadiendo un ruido de fondo constante y relajante. Esto puede parecer contradictorio, pero en realidad puede ayudar a enmascarar sonidos más distractores. Es como crear una manta de seguridad sonora que envuelve tu enfoque.

Ahora, arrojemos algo de luz sobre la importancia de... conocida como nuestro ritmo circadiano. Este ritmo influye en nuestra alerta, estado de ánimo y capacidad de concentración.

La luz natural es el estándar de oro. Ayuda a mantenernos alerta e incluso puede mejorar nuestro estado de ánimo. Pero no todos tenemos el lujo de trabajar junto a una ventana soleada.

Si estás atrapado en un espacio con iluminación artificial, aquí hay algunos consejos:

- Usa una combinación de iluminación ambiental y de tarea. Esto reduce la fatiga visual y ayuda a mantener la alerta.
- Considera usar una lámpara de terapia de luz, especialmente durante los meses de invierno más oscuros.
- Toma descansos regulares para mirar algo en la distancia. Esto da a tus ojos la oportunidad de reenfocar y puede ayudar a prevenir la fatiga visual.

Recuerda, el objetivo es crear un ambiente de iluminación que te mantenga alerta sin causar incomodidad.

Por último, pero no menos importante, hablemos de la temperatura. Quizás no lo pienses mucho, pero la temperatura de tu entorno puede tener un gran impacto en tu capacidad de concentración.

¿Alguna vez has intentado concentrarte cuando estás demasiado caliente o demasiado frío? No es fácil. Nuestros cuerpos tienen que trabajar más para mantener nuestra temperatura central cuando no estamos en un rango cómodo, lo que deja menos energía para tareas mentales.

La mayoría de las investigaciones sugieren que la temperatura óptima para el rendimiento cognitivo está entre 68-72°F (20-22°C). Pero cada persona es un poco diferente, así que podrías necesitar experimentar para encontrar tu punto ideal personal.

Si no tienes control sobre el termostato, considera estas opciones:

- Mantén un suéter o manta a mano si tiendes a tener frío.

- Usa un pequeño ventilador si a menudo te sientes demasiado cálido.
- Bebe agua fría para ayudar a regular tu temperatura corporal.

Ahora, veamos cómo estos factores entraron en juego en un escenario del mundo real.

La Universidad ABC realizó un estudio para ver cómo los factores ambientales afectaban el rendimiento de los estudiantes en tareas que requieren enfoque intensivo. Configuraron tres entornos de estudio diferentes:

1. Un aula estándar con iluminación fluorescente, sin control de temperatura y ruido de fondo típico.

2. Una sala "con muchas distracciones" con temperaturas fluctuantes, luces brillantes y ruidos fuertes intermitentes.

3. Una sala "optimizada" con luz natural, temperatura cómoda y consistente (70°F), y ruido de fondo controlado usando máquinas de ruido blanco.

Los estudiantes fueron asignados aleatoriamente a estas salas y se les dieron una serie de tareas que requerían enfoque y concentración intensos.

Los resultados fueron reveladores. Los estudiantes en la sala optimizada obtuvieron un 20% más en promedio en comparación con aquellos en el aula estándar. Aún más sorprendente, obtuvieron un 35% más que aquellos en la sala con muchas distracciones.

Pero los investigadores no se detuvieron ahí. Querían entender qué factores tenían el mayor impacto. Así que realizaron estudios de seguimiento donde cambiaron una variable a la vez.

Esto es lo que encontraron:

- Control de ruido: Usar auriculares con cancelación de ruido o máquinas de ruido blanco resultó en una mejora del 12% en las puntuaciones de enfoque.
- Iluminación: El acceso a luz natural o iluminación artificial bien diseñada llevó a una mejora del 10%.
- Temperatura: Mantener una temperatura cómoda y consistente aumentó las puntuaciones en un 8%.

Sarah, una estudiante de tercer año en la Universidad ABC, participó en el estudio. Fue asignada a la sala optimizada y se asombró de la diferencia que hizo.

"Siempre he tenido dificultades para concentrarme," dijo Sarah. "Pero en esa sala, fue como si mi cerebro simplemente encajara. El ruido blanco se desvanecía en el fondo, la iluminación era perfecta - ni muy brillante ni muy tenue - y ni siquiera pensé en la temperatura. Estaba simplemente... concentrada."

Los hallazgos del estudio tienen implicaciones de gran alcance. Muestran que al controlar estos factores ambientales, podemos mejorar significativamente nuestra capacidad de concentrarnos y realizar tareas cognitivas complejas.

Pero, ¿qué pasa si no tienes la capacidad de controlar todos estos factores en tu entorno? No te preocupes, incluso los pequeños cambios pueden hacer una gran diferencia.

Aquí hay algunos consejos prácticos que puedes aplicar en casi cualquier entorno:

1. Invierte en un buen par de auriculares con cancelación de ruido. Son portátiles y pueden crear una burbuja de silencio incluso en los entornos más ruidosos.

2. Usa una lámpara de terapia de luz si estás en un espacio con mala iluminación. Estas lámparas imitan la luz natural del día y pueden ayudar a mejorar tu alerta y estado de ánimo.

3. Mantén un pequeño ventilador o calefactor en tu espacio de trabajo. Esto te permite hacer ajustes menores de temperatura incluso si no puedes controlar la temperatura general de la sala.

4. Toma descansos regulares para salir o mirar por una ventana. Esto te da una dosis de luz natural y una oportunidad para restablecer tu enfoque.

5. Usa aplicaciones o sitios web que generen ruido blanco o sonidos de la naturaleza. Esto puede ser una gran alternativa si no tienes una máquina de ruido blanco física.

Recuerda, el objetivo no es crear un entorno perfecto - eso a menudo es imposible. El objetivo es hacer que tu entorno funcione para ti tanto como sea posible.

También vale la pena señalar que lo que funciona mejor puede variar de persona a persona. Algunas personas trabajan mejor con silencio absoluto, mientras que otras prefieren un poco de ruido de fondo. Algunos prosperan en temperaturas más frescas, mientras que otros prefieren un poco más cálido.

La clave es prestar atención a cómo los diferentes factores ambientales afectan tu enfoque y experimentar para encontrar lo que mejor funciona para ti.

Prueba esto: Durante la próxima semana, lleva un "diario de enfoque". Cada día, anota las condiciones ambientales (nivel de ruido, iluminación, temperatura) y qué tan bien pudiste concentrarte. Busca patrones. Podrías sorprenderte de lo que descubres sobre tus propias preferencias de enfoque.

Recuerda el estudio de la Universidad ABC. Al optimizar su entorno, los estudiantes pudieron mejorar significativamente su enfoque y rendimiento. Tú también puedes aprovechar el poder de tu entorno para potenciar tu concentración.

Así que, echa un vistazo (y escucha) a tu alrededor. ¿Qué factores ambientales podrían estar obstaculizando tu enfoque? ¿Qué pequeños cambios puedes hacer para crear un espacio más amigable para la concentración? Tu futuro yo, más concentrado, te agradecerá el esfuerzo.

CREANDO RITUALES Y SEÑALES DE ENFOQUE

Nuestros cerebros son criaturas de hábito. Aman los patrones y rutinas. Al crear rituales y señales específicas asociadas con el enfoque, podemos entrenar nuestras mentes para entrar en un estado concentrado más fácilmente. Vamos a explorar cómo puedes aprovechar este poder para aumentar tu productividad y concentración.

Primero, hablemos de los rituales previos al trabajo. Son pequeñas rutinas que realizas antes de comenzar una sesión de trabajo concentrado. Actúan como una señal para tu cerebro de que es hora de concentrarse y enfocarse.

Tu ritual podría ser tan simple como preparar una taza de té o tan involucrado como una breve sesión de meditación. La clave es la consistencia. Al repetir las mismas acciones cada vez antes de comenzar a trabajar, estás creando una respuesta pavloviana en tu cerebro. Con el tiempo, solo comenzar el ritual comenzará a desencadenar un estado mental enfocado.

Aquí tienes algunas ideas para rituales previos al trabajo:

- Preparar un tipo específico de té o café
- Hacer una rápida meditación de 5 minutos
- Escribir tus 3 principales prioridades para la sesión de trabajo
- Ordenar tu espacio de trabajo
- Hacer una serie de estiramientos o respiraciones profundas

Elige algo que te parezca natural y agradable. El objetivo es crear una asociación positiva con entrar en un estado enfocado.

A continuación, exploremos el poder de las señales sensoriales. Nuestros sentidos tienen una línea directa a los centros emocionales y de memoria de nuestro cerebro. Al usar aromas o sonidos específicos como señales de enfoque, podemos crear desencadenantes poderosos para la concentración.

El aroma es particularmente potente para este propósito. Nuestro sistema olfativo está estrechamente vinculado a las partes de nuestro cerebro responsables de la memoria y la emoción. Al usar un aroma específico cuando estás en un estado enfocado, puedes crear una asociación fuerte que se puede activar más tarde.

Algunas personas encuentran éxito con aceites esenciales. Por ejemplo, podrías usar un difusor de lavanda durante tus sesiones de trabajo concentrado. Con el tiempo, solo oler la lavanda puede ayudar a tu cerebro a entrar en modo de trabajo.

La música puede cumplir un propósito similar. Crear una "lista de reproducción de enfoque" específica puede ser una herramienta poderosa. La clave es la consistencia. Usa la misma lista de reproducción o tipo de música cada vez que necesites concentrarte. Tu cerebro empezará a asociar esos sonidos con trabajo enfocado.

Ahora, hablemos sobre los métodos de bloqueo de tiempo, específicamente la Técnica Pomodoro. Esta técnica implica trabajar en ráfagas enfocadas (típicamente 25 minutos) seguidas de descansos cortos. Es una forma simple pero efectiva de estructurar tu trabajo y mantener el enfoque.

Así es como funciona:

1. Elige una tarea para trabajar

2. Pon un temporizador para 25 minutos

3. Trabaja en la tarea hasta que suene el temporizador

4. Tómate un breve descanso de 5 minutos

5. Cada 4 "pomodoros" (sesiones de trabajo), toma un descanso más largo de 15-30 minutos

Esta técnica funciona por varias razones. Divide el trabajo en partes manejables, lo que puede hacer que las tareas abrumadoras se sientan menos intimidantes. También proporciona descansos regulares, lo que ayuda a prevenir la fatiga mental. Además, el temporizador en marcha crea una sensación de urgencia que puede aumentar el enfoque y la productividad.

Veamos cómo se desarrollaron estas estrategias en un escenario de la vida real.

John, un profesional de marketing, estaba luchando por mantener el enfoque durante su jornada laboral. A menudo se encontraba distraído por correos electrónicos, redes sociales y el bullicio general de su oficina de planta abierta. Decidió implementar un ritual de enfoque para ver si podía ayudar.

Esto es lo que hizo John:

1. Creó una "lista de reproducción de enfoque" específica de música instrumental.

2. Compró un pequeño difusor de aceites esenciales para su escritorio y eligió un aroma cítrico para usar durante las sesiones de trabajo.

3. Implementó la Técnica Pomodoro, usando una aplicación sencilla en su teléfono para rastrear sus sesiones de trabajo y descansos.

4. Antes de cada sesión Pomodoro, se tomaba un momento para cerrar los ojos, tomar tres respiraciones profundas y establecer una intención para el período de trabajo.

Al principio, John se sentía un poco tonto al seguir este ritual. Pero se comprometió a mantenerlo durante al menos tres semanas.

Los resultados lo sorprendieron. Después de solo una semana, notó que le resultaba más fácil entrar en un estado de enfoque. Al final de las tres semanas, reportó un aumento del 40% en su capacidad para entrar rápidamente en un estado de flujo.

"Es como si mi cerebro ahora supiera que cuando escucha esa lista de reproducción y huele ese aroma cítrico, es hora de enfocarse," dijo John. "Estoy logrando más en menos tiempo y me siento menos estresado en general."

Pero el viaje de John no estuvo exento de desafíos. Encontró que algunos días, a pesar de su ritual, el enfoque seguía siendo esquivo. Fue entonces cuando se dio cuenta de una verdad importante: los rituales son herramientas, no hechizos mágicos. Pueden ayudar, pero no son una garantía.

En esos días difíciles, John aprendió a ser paciente consigo mismo. A veces extendía su ritual previo al trabajo, dando un pequeño paseo o haciendo una meditación más larga. También aprendió a ajustar sus expectativas, enfocándose en hacer progresos en lugar de lograr la perfección.

La experiencia de John destaca un punto importante: lo que funciona para una persona puede no funcionar para otra. La clave es experimentar y encontrar lo que resuena contigo.

Aquí hay algunos consejos para crear tu propio ritual de enfoque:

1. Empieza pequeño. No intentes cambiar toda tu rutina de una vez. Elige uno o dos elementos para comenzar y construye a partir de ahí.

2. Sé consistente. Intenta realizar tu ritual a la misma hora y de la misma manera cada día.

3. Sé paciente. Puede tomar varias semanas para que tu cerebro comience a asociar tu ritual con un estado de enfoque.

4. Sé flexible. Si algo no está funcionando, no tengas miedo de ajustar o probar algo nuevo.

5. Presta atención a tu entorno. Asegúrate de que tu ritual sea compatible con tu espacio de trabajo. Si estás en una oficina compartida, por ejemplo, puede que necesites usar auriculares en lugar de reproducir música en voz alta.

Recuerda, el objetivo de estos rituales y señales es facilitar que tu cerebro entre en un estado de enfoque. No se trata de forzar la concentración, sino de crear un entorno donde el enfoque pueda florecer.

Recapitulemos los puntos clave que hemos cubierto:

- Tus entornos físicos y digitales afectan significativamente tu capacidad de enfoque. Despejar ambos espacios puede reducir las distracciones y mejorar la concentración.
- Factores ambientales como el ruido, la luz y la temperatura juegan roles cruciales en el mantenimiento del enfoque. Optimizar estos puede llevar a mejoras significativas en la concentración y la productividad.
- Establecer rituales de enfoque y señales puede ayudar a entrenar a tu cerebro para entrar más fácilmente en un estado concentrado. Esto podría incluir rutinas previas al trabajo, señales sensoriales como aromas o música, y técnicas de bloqueo de tiempo como el método Pomodoro.
- Lo que funciona mejor puede variar de persona a persona. Es importante experimentar y encontrar lo que funciona para ti.
- Los rituales son herramientas, no hechizos mágicos. Pueden ayudar, pero no son una garantía. Sé paciente contigo mismo y dispuesto a ajustar según sea necesario.

Ahora, hablemos de algunos pasos de acción que puedes tomar para implementar estas ideas:

1. Evalúa tu entorno de trabajo actual. ¿Qué distracciones puedes eliminar? ¿Cómo puedes optimizar los niveles de ruido, iluminación y temperatura?

2. Diseña un simple ritual previo al trabajo. Comienza con solo uno o dos elementos, como preparar un té específico o hacer una meditación rápida.

3. Experimenta con señales sensoriales. Intenta usar un aroma específico o una lista de reproducción durante tus sesiones de trabajo enfocadas.

4. Prueba la Técnica Pomodoro durante una semana. Observa cómo afecta a tu productividad dividir tu trabajo en ráfagas enfocadas.

5. Lleva un diario de enfoque. Anota lo que funciona bien y lo que no. Usa esta información para refinar tu enfoque con el tiempo.

Recuerda, crear un entorno propicio para el enfoque es un proceso continuo. Sé paciente contigo mismo y dispuesto a hacer ajustes a medida que avanzas. Con tiempo y práctica, puedes crear hábitos poderosos que hagan que el enfoque profundo se sienta natural y sin esfuerzo.

Tu capacidad para enfocarte es una habilidad, y como cualquier habilidad, puede mejorarse con práctica y las herramientas adecuadas. Al implementar estas estrategias, no solo estás creando un mejor entorno de trabajo, sino que estás entrenando a tu cerebro para ser una potencia de enfoque. Así que, ¿por qué esperar? Comienza a construir tus rituales de enfoque hoy y observa cómo tu productividad se dispara.

EVALÚA TU ENTORNO DE TRABAJO ACTUAL E IDENTIFICA ÁREAS PARA MEJORAR

Vamos a sumergirnos en la tarea crítica de evaluar tu entorno de trabajo actual e identificar áreas para mejorar. Tu espacio de trabajo, ya sea una oficina en esquina, un cubículo o la mesa de tu cocina, juega un papel crucial en tu capacidad para enfocarte y ser productivo. Al observar cuidadosamente tus alrededores, puedes hacer cambios específicos que aumentarán significativamente tu concentración y rendimiento.

Comienza por dar un paso atrás y mirar tu espacio de trabajo con ojos frescos. Imagina que eres un visitante viéndolo por primera vez. ¿Qué llama la atención? ¿Qué se siente fuera de lugar? Esta perspectiva desapegada puede ayudarte a detectar problemas que normalmente podrías pasar por alto.

Desglosemos esta evaluación en varias áreas clave:

1. Desorden Físico

Observa tu espacio de trabajo. ¿Está ordenado y organizado, o está lleno de papeles, libros y objetos al azar? El desorden físico puede ser una gran distracción. Compite por tu atención y puede hacer que te sientas abrumado incluso antes de comenzar a trabajar.

Toma nota de:

- Artículos en tu escritorio que no usas regularmente
- Pilas de papeles o documentos
- Artículos personales que no están relacionados con el trabajo
- Cables o cordones enredados

Recuerda, un espacio de trabajo limpio no solo es cuestión de estética. Puede impactar significativamente tu capacidad para concentrarte.

Los estudios han demostrado que un entorno desordenado puede reducir tu capacidad para procesar información y concentrarte.

2. Desorden Digital

Ahora, enciende tu computadora. ¿Está tu escritorio lleno de archivos e íconos? ¿Tus bandejas de entrada de correo electrónico y mensajería están desbordadas? El desorden digital puede ser tan distractor como el desorden físico.

Presta atención a:

- La cantidad de íconos en tu escritorio
- Cuántas pestañas del navegador sueles tener abiertas
- El estado de tu bandeja de entrada de correo electrónico
- La organización (o falta de ella) de tus archivos digitales

El desorden digital puede llevar a lo que los psicólogos llaman "sobrecarga cognitiva", donde tu cerebro intenta procesar demasiada información al mismo tiempo. Esto puede afectar gravemente tu capacidad para concentrarte en la tarea en cuestión.

3. Iluminación

Tómate un momento para evaluar la iluminación en tu espacio de trabajo. ¿Es demasiado tenue, causando fatiga ocular? ¿O es demasiado dura, creando reflejos en la pantalla de tu computadora?

Considera:

- La cantidad de luz natural
- La posición de las fuentes de luz artificial
- Cualquier sombra o punto oscuro en tu espacio de trabajo

La iluminación adecuada es crucial para mantener el enfoque y prevenir la fatiga. La luz natural es ideal, pero si no es posible, busca una combinación de luz ambiental y de tarea que imite la luz natural lo más cerca posible.

4. Niveles de Ruido

Escucha atentamente tu entorno. ¿Qué escuchas? ¿Hay ruidos de fondo constantes que puedan estar interrumpiendo tu concentración?

Toma nota de:

- Ruido del tráfico desde el exterior
- Conversaciones o música de compañeros de trabajo
- Zumbido de dispositivos electrónicos
- Cualquier ruido intermitente (como un grifo goteando o una silla chirriante)

Mientras que algunas personas trabajan bien con ruido de fondo, los sonidos inesperados o irregulares pueden ser particularmente disruptivos para el enfoque.

5. Temperatura y Calidad del Aire

¿Qué tan cómodo te sientes en tu espacio de trabajo? ¿Está demasiado caliente o demasiado frío? ¿El aire es viciado o fresco?

Considera:

- La temperatura a lo largo del día
- La circulación del aire
- Los niveles de humedad
- Cualquier olor o contaminación del aire

La temperatura y la calidad del aire pueden tener un impacto significativo en tu comodidad y, por extensión, en tu capacidad para concentrarte. Los estudios han demostrado que el rendimiento cognitivo alcanza su punto máximo a temperaturas alrededor de 71°F (22°C), pero esto puede variar de persona a persona.

6. Ergonomía

Presta atención a cómo se siente tu cuerpo mientras trabajas. ¿Estás cómodo, o te encuentras cambiando de posición con frecuencia?

Evalúa:

- Tu silla y su capacidad de ajuste
- La altura de tu escritorio
- La posición de la pantalla de tu computadora
- La colocación de tu teclado y ratón

Una ergonomía deficiente puede conducir a incomodidad física, lo cual puede ser una gran distracción de tu trabajo. También puede llevar a problemas de salud a largo plazo si no se aborda.

7. Configuración Tecnológica

Evalúa tu configuración tecnológica. ¿Te está sirviendo?

- Cualquier software o aplicaciones que uses regularmente

La tecnología debe ser una ayuda para tu trabajo, no un obstáculo. La tecnología lenta o poco confiable puede ser una gran fuente de distracción y frustración.

8. Toques Personales

Finalmente, considera los elementos personales en tu espacio de trabajo. ¿Te inspiran o te distraen?

Piensa en:

- Cualquier decoración o arte
- Plantas u otros elementos naturales

- Fotos personales o recuerdos
- El esquema de color en general

Mientras que los toques personales pueden hacer un espacio de trabajo más agradable, demasiados pueden convertirse en una distracción. La clave es encontrar un equilibrio que funcione para ti.

Ahora que has evaluado estas áreas, es hora de identificar las mayores oportunidades de mejora.

Veamos un estudio de caso para ver cómo este proceso podría desarrollarse en la vida real.

Conoce a Sarah, una diseñadora gráfica que trabaja desde casa. Después de evaluar su espacio de trabajo, identificó varias áreas para mejorar:

1. Su escritorio estaba lleno de viejos bocetos, materiales de arte y chucherías aleatorias.

2. El escritorio de su computadora era un desorden de archivos sin clasificar.

3. Su espacio de trabajo estaba en un rincón oscuro de su apartamento con mala iluminación.

4. Podía escuchar la televisión de su vecino a través de las paredes delgadas.

5. Su silla era incómoda, lo que la hacía moverse inquieta y perder el enfoque.

Sarah decidió abordar estos problemas uno por uno. Primero, desordenó su espacio de trabajo físico, manteniendo solo lo esencial en su escritorio. Estableció un sistema de archivo simple para sus papeles y creó un área de almacenamiento separada para sus materiales de arte.

Luego, organizó sus archivos digitales, creando una estructura de carpetas lógica y limpiando su escritorio. También se dio de baja de listas de correo electrónico innecesarias para reducir el desorden digital.

Para abordar el problema de la iluminación, Sarah reorganizó su espacio de trabajo para estar cerca de una ventana. También invirtió en una lámpara de escritorio de buena calidad para días nublados o trabajo nocturno.

Para el problema del ruido, compró un par de auriculares con cancelación de ruido y comenzó a usar una aplicación de ruido blanco cuando necesitaba concentrarse.

Finalmente, invirtió en una silla ergonómica y ajustó su configuración de escritorio para mejorar su postura y comodidad mientras trabajaba.

Los resultados fueron significativos. En pocas semanas, Sarah notó que podía concentrarse por períodos más largos sin distraerse o sentirse incómoda. Su productividad aumentó y empezó a disfrutar más de su trabajo.

"No me di cuenta de cuánto mi entorno estaba afectando mi concentración hasta que hice estos cambios," dijo Sarah. "Ahora, cuando me siento en mi escritorio, me siento lista para trabajar. Es como si mi espacio estuviera trabajando conmigo, no contra mí."

La experiencia de Sarah destaca un punto importante: los cambios pequeños pueden hacer una gran diferencia. No necesitas renovar completamente tu espacio de trabajo de la noche a la mañana. Comienza con las áreas que más distracción o incomodidad están causando y trabaja desde allí.

Recuerda, crear un entorno de trabajo óptimo es un proceso continuo. A medida que tu trabajo evoluciona, también debería hacerlo tu espacio. Las evaluaciones regulares pueden ayudarte a mantenerte al tanto de los cambios y optimizar continuamente tu entorno para el enfoque y la productividad.

Aquí hay algunos pasos de acción que puedes tomar:

1. Realiza una evaluación exhaustiva de tu espacio de trabajo utilizando las categorías que hemos discutido.

2. Identifica tus tres principales áreas de mejora.

3. Haz un plan para abordar estas áreas durante el próximo mes.

4. Implementa los cambios gradualmente, observando su impacto en tu enfoque y productividad.

5. Reevalúa tu entorno cada pocos meses para asegurarte de que todavía te esté sirviendo bien.

Al tomar el control de tu entorno, te estás preparando para el éxito. Un espacio de trabajo bien diseñado puede ser una herramienta poderosa en tu búsqueda de un mejor enfoque y productividad. Así que, da ese primer paso hoy. Mira alrededor de tu espacio de trabajo y pregúntate: "¿Qué puedo mejorar?" Tu futuro yo más enfocado te agradecerá el esfuerzo.

ELIGE UN ASPECTO DE TU ESPACIO FÍSICO O DIGITAL PARA DESORDENAR ESTA SEMANA

Desordenar es como darle a tu cerebro un soplo de aire fresco. Es increíble cuánto espacio mental podemos liberar simplemente organizando nuestros entornos físicos o digitales. Esta semana, nos centraremos en elegir un aspecto de tu espacio para desordenar. Puede parecer pequeño, pero créeme, el impacto puede ser enorme.

Comencemos por entender por qué desordenar es tan importante para el enfoque.

Nuestros cerebros están constantemente procesando información de nuestro entorno. Cuando nuestro espacio está desordenado, es como tener un montón de pequeñas tareas gritando por nuestra atención. Cada objeto o archivo es un pequeño recordatorio de algo que necesitamos hacer, algo que hemos dejado sin terminar o algo sobre lo que necesitamos decidir. Todo esto crea lo que los psicólogos llaman "ruido visual", y puede ser increíblemente distrayente.

Al deshacerse del desorden, esencialmente estamos bajando el volumen de este ruido visual. Estamos dando a nuestros cerebros menos cosas para procesar, lo que libera energía mental para las tareas que realmente importan.

Entonces, ¿cómo elegimos qué desorden eliminar? La clave es comenzar pequeño y elegir un área que te dará el mayor beneficio. Veamos algunas opciones:

1. Tu Escritorio Físico

Si tu escritorio está cubierto de papeles, libros y objetos aleatorios, este podría ser un gran lugar para comenzar. Un escritorio despejado puede llevar a una mente despejada.

2. Tu Escritorio de Computadora

¿Tu escritorio es un mar de iconos? Este desorden digital puede ser tan distractor como el desorden físico.

3. Tu Bandeja de Entrada de Correo Electrónico

Una bandeja de entrada desbordante puede ser una fuente constante de estrés y distracción.

4. Tus Aplicaciones de Smartphone

¿Realmente necesitas todas esas aplicaciones? Despejar tu teléfono puede ayudar a reducir la tentación de revisarlo constantemente.

5. Tu Archivo de Papeles

Si todavía estás guardando papeles de hace años, podría ser el momento de hacer una purga.

6. Tu Estante de Libros

Los libros son geniales, pero si tus estantes están desbordados, podría ser el momento de hacer una selección.

7. Tus Archivos Digitales

Si encontrar un archivo específico se siente como buscar una aguja en un pajar, tu sistema de archivos digitales podría necesitar algo de trabajo.

Ahora, veamos un ejemplo de la vida real de cómo eliminar el desorden puede marcar una gran diferencia.

Conozcamos a Tom, un gerente de marketing que decidió abordar su bandeja de entrada de correo electrónico. La bandeja de entrada de Tom tenía más de 10,000 correos electrónicos sin leer, y sentía una punzada de ansiedad cada vez que la abría.

"Sabía que era malo, pero no me di cuenta de cuánto me estaba afectando hasta que decidí hacer algo al respecto," dijo Tom.

Esto es lo que hizo Tom:

1. Reservó un día completo para centrarse únicamente en su bandeja de entrada.

2. Comenzó eliminando todos los correos promocionales y boletines que ya no necesitaba.

3. Creó carpetas para diferentes proyectos y clientes, y movió los correos electrónicos relevantes a estas carpetas.

4. Se dio de baja de boletines y listas de correo que ya no consideraba valiosos.

5. Para los correos restantes, siguió la "regla de los 2 minutos": si un correo electrónico podía ser manejado en menos de 2 minutos, lo atendía de inmediato.

6. Configuró filtros para clasificar automáticamente los correos entrantes en carpetas relevantes.

Al final del día, Tom había reducido su bandeja de entrada a solo 100 correos importantes que necesitaban su atención. El resto fue eliminado, archivado o clasificado en carpetas apropiadas.

El impacto fue inmediato. "A la mañana siguiente, cuando abrí mi correo, sentí una sensación de calma que no había experimentado en años," dijo Tom. "En lugar de sentirme abrumado, me sentí en control. Podía concentrarme realmente en los correos importantes sin sentir que me estaba ahogando en un mar de mensajes sin leer."

La productividad de Tom mejoró dramáticamente en las semanas siguientes. Estimó que ahorró al menos una hora cada día que antes pasaba revisando correos innecesarios. Más importante aún, se sintió menos estresado y más enfocado durante su jornada laboral.

Pero la historia de Tom no termina ahí. Inspirado por los cambios positivos de despejar su bandeja de entrada, decidió abordar otras áreas de su vida laboral. Limpió su escritorio físico, organizó sus archivos digitales e incluso simplificó su lista de tareas pendientes.

"Fue como un efecto dominó," explicó Tom. "Una vez que vi lo mucho mejor que me sentía después de despejar mi bandeja de entrada, quise aplicar eso a todo. Ahora, toda mi vida laboral se siente más organizada y puedo concentrarme mucho mejor."

La experiencia de Tom destaca un punto importante: despejar una área a menudo nos inspira a abordar otras. Crea un ciclo de retroalimentación positiva. Cuanto más organizados nos volvemos, más queremos organizar, y más fácil se vuelve mantener esa organización.

Entonces, ¿cómo puedes replicar el éxito de Tom? Aquí tienes una guía paso a paso para despejar un aspecto de tu espacio esta semana:

1. Elige Tu Objetivo

Elige un área en la que centrarte. Recuerda, empieza pequeño. Si toda tu oficina es un desastre, no intentes abordarla toda a la vez. Tal vez solo concéntrate en tu escritorio, o incluso solo en un cajón.

2. Reserva Tiempo

Dedica un tiempo específico a tu proyecto de despeje. Podría ser un día completo como Tom, o solo una hora cada día esta semana. La clave es comprometerse a ello.

3. Retira Todo

Si estás despejando un espacio físico, saca todo. Si es digital, crea una carpeta temporal para mover todo allí.

4. Clasifica

A medida que vuelvas a poner las cosas, clasifícalas en tres categorías: Conservar, Desechar y Tal Vez. Sé implacable: si no has usado algo en el último año, probablemente no lo necesites.

5. Organiza

Para los artículos que estás conservando, crea un sistema organizativo. Usa carpetas, etiquetas o contenedores para mantener todo en su lugar.

6. Mantén

Una vez que hayas despejado, establece un sistema para mantenerlo. Tal vez pasa 5 minutos al final de cada día ordenando, o haz una rápida sesión de organización cada viernes por la tarde.

Recuerda, la meta no es la perfección. No necesitas crear un espacio digno de una revista. El objetivo es reducir el ruido visual y crear un entorno que apoye tu enfoque, no que te distraiga de él.

A medida que atravieses este proceso, presta atención a cómo te sientes. Muchas personas informan sentirse más ligeras, menos estresadas y más en control después de despejar. Estos sentimientos pueden ser poderosos motivadores para mantener tu nuevo espacio más organizado.

Además, no te desanimes si encuentras el proceso desafiante al principio. Despejar a menudo implica tomar decisiones sobre qué conservar y qué dejar ir, lo cual puede ser mentalmente agotador. Tómate descansos cuando lo necesites, y recuerda que está bien mantener algunas cosas en la categoría de "Tal Vez" si no estás listo para decidir de inmediato.

Aquí hay algunos consejos adicionales a tener en cuenta:

- Comienza con las áreas visibles primero. Limpiar la superficie de tu escritorio o despejar el escritorio de tu computadora puede darte una victoria rápida y motivación para continuar.
- No compres suministros de organización hasta después de haber despejado. Podrías encontrar que necesitas menos almacenamiento de lo que pensabas.
- Si estás despejando archivos digitales, utiliza nombres de archivos descriptivos y una estructura de carpetas lógica para que las cosas sean fáciles de encontrar.
- Para los correos electrónicos, usa la regla de "OHIO": Solo Manéjalo Una Vez. Cuando abras un correo, decide de inmediato qué hacer con él - responder, eliminar o archivar.
- Si estás luchando para dejar ir algo, pregúntate: "Si viera esto en una tienda hoy, ¿lo compraría?" Si la respuesta es no, podría ser el momento de dejarlo ir.

Recuerda, despejar no es solo crear un espacio ordenado. Se trata de crear un entorno que apoye tu enfoque y productividad. Al reducir el ruido visual y organizar tu espacio, te estás preparando para el éxito.

Entonces, ¿qué área elegirás para desordenar esta semana? ¿Tu escritorio? ¿Tu bandeja de entrada de correo electrónico? ¿Tus archivos digitales? Cualquiera que elijas, comprométete con ello. Reserva el tiempo, sigue los pasos que hemos delineado, y nota la diferencia que hace en tu capacidad de enfocarte.

Desordenar puede parecer un pequeño paso, pero puede llevar a grandes cambios en tu productividad y tranquilidad mental. Como Tom descubrió, puede ser el primer dominó que inicia una reacción en cadena de cambios positivos en tu vida laboral. Entonces, ¿por qué esperar? Comienza tu viaje de desorden hoy, y observa cómo tu enfoque y productividad se disparan.

EXPERIMENTA CON DIFERENTES CONDICIONES AMBIENTALES PARA ENCONTRAR TU CONFIGURACIÓN ÓPTIMA DE ENFOQUE

Encontrar tu configuración óptima de enfoque es como descubrir tu propio superpoder de productividad personal. Así como cada persona tiene preferencias únicas para la comida, la música o la ropa, todos tenemos diferentes condiciones ambientales que nos ayudan a concentrarnos mejor. En esta sección, exploraremos cómo experimentar con varios elementos para crear tu entorno ideal de enfoque.

Comencemos por entender por qué esto importa. Nuestros cerebros son increíblemente sensibles a nuestro entorno. El entorno adecuado puede ayudarnos a entrar en un estado de enfoque profundo sin esfuerzo, mientras que el incorrecto puede dejarnos luchando por concentrarnos en incluso tareas simples.

La clave es abordar esto como lo haría un científico: con curiosidad y disposición a experimentar. Aquí están las áreas principales que exploraremos:

1. Niveles de Ruido

2. Iluminación

3. Temperatura

4. Aroma

5. Entorno Visual

6. Postura y Comodidad Física

Vamos a profundizar en cada una de estas:

1. Niveles de Ruido

Algunas personas necesitan silencio completo para enfocarse, mientras que otras trabajan mejor con ruido de fondo. Hay todo un espectro para explorar aquí:

- Silencio completo
- Ruido blanco (como el sonido de un ventilador)
- Sonidos de la naturaleza (lluvia, olas del océano, sonidos del bosque)
- Música instrumental
- Ruido ambiente de cafetería

Prueba cada uno de estos durante un día o dos y anota cómo afectan tu enfoque. Podrías sorprenderte de lo que funciona mejor para ti.

2. Iluminación

La iluminación puede tener un impacto significativo en nuestra alerta y estado de ánimo. Experimenta con:

- Luz natural

- Luz artificial cálida
- Luz artificial fría
- Iluminación tenue
- Iluminación brillante

Presta atención a cómo la diferente iluminación afecta tus niveles de energía y capacidad para concentrarte a lo largo del día.

3. Temperatura

A menudo subestimamos cuánto puede afectar la temperatura a nuestro enfoque. Intenta trabajar en diferentes rangos de temperatura:

- Fresco (alrededor de 65°F o 18°C)
- Moderado (alrededor de 70°F o 21°C)
- Cálido (alrededor de 75°F o 24°C)

Recuerda, lo que se siente cómodo cuando estás relajado podría ser diferente de lo que te ayuda a enfocarte al trabajar.

4. Aroma

Nuestro sentido del olfato está estrechamente ligado a la memoria y la emoción. Ciertos aromas pueden ayudar a desencadenar un estado mental enfocado. Experimenta con:

- Menta (conocido por aumentar la alerta)
- Lavanda (puede ayudar con un enfoque calmado)
- Aromas cítricos (a menudo asociados con limpieza y frescura)
- Pino u otros aromas del bosque

Puedes usar aceites esenciales, velas aromáticas o incluso plantas frescas para introducir estos aromas en tu espacio de trabajo.

5. Entorno Visual

Lo que ves a tu alrededor puede apoyar o dificultar tu enfoque. Prueba diferentes configuraciones:

- Minimalista (muy pocos elementos en tu campo visual)
- Inspirado en la naturaleza (plantas, fotos de naturaleza)
- Pared de inspiración (tablero de visión, citas motivacionales)
- Esquemas de color (azules y verdes frescos vs. rojos y naranjas cálidos)

6. Postura y Comodidad Física

Cómo posicionas tu cuerpo puede afectar tu estado mental. Experimenta con:

- Sentado en un escritorio
- Escritorio de pie
- Escritorio para caminar o de cinta
- Sentado en una pelota de ejercicio
- Trabajando desde una silla o sofá cómodo

Ahora, veamos cómo podría desarrollarse esta experimentación en la vida real.

Conoce a Alex, un desarrollador de software que estaba luchando para mantener el enfoque durante largas sesiones de codificación. Alex decidió pasar un mes experimentando con diferentes condiciones ambientales para encontrar su configuración óptima de enfoque.

Así es como se veía el experimento de Alex:

Semana 1: Niveles de Ruido

- Lunes & Martes: Silencio completo
- Miércoles & Jueves: Ruido blanco
- Viernes: Música instrumental

Semana 2: Iluminación

- Lunes & Martes: Luz natural
- Miércoles & Jueves: Luz artificial cálida
- Viernes: Luz artificial fría

Semana 3: Temperatura & Aroma

- Lunes & Martes: Temperatura fresca con aroma a menta
- Miércoles & Jueves: Temperatura moderada con aroma a lavanda
- Viernes: Temperatura cálida con aroma cítrico

Semana 4: Entorno Visual & Postura

- Lunes & Martes: Configuración minimalista en un escritorio regular
- Miércoles & Jueves: Configuración inspirada en la naturaleza con un escritorio de pie
- Viernes: Pared de inspiración con una silla de pelota de ejercicio

Durante el experimento, Alex llevó un diario anotando sus niveles de enfoque, productividad y comodidad general para cada condición.

Los resultados fueron reveladores. Alex descubrió que trabajaba mejor con:

- Música instrumental (específicamente, bandas sonoras de películas)

- Luz natural, o luz artificial fría cuando la luz natural no estaba disponible
- Una temperatura de habitación ligeramente fresca (alrededor de 68°F o 20°C)
- Un toque de aroma a menta
- Una configuración visual inspirada en la naturaleza (añadió algunas plantas a su escritorio y una escena de naturaleza como fondo de pantalla de su computadora)
- Alternando entre un escritorio regular y un escritorio de pie a lo largo del día

"Me sorprendió cuánto afectaron estos pequeños cambios a mi enfoque," dijo Alex. "Antes, me costaba mantenerme concentrado por más de una hora a la vez. Ahora, puedo trabajar fácilmente en un estado de flujo durante 2-3 horas seguidas."

La productividad de Alex se disparó. Estimó que estaba completando proyectos aproximadamente un 30% más rápido que antes, con menos errores y revisiones necesarias.

Pero el viaje de Alex no terminó allí. Se dio cuenta de que sus condiciones óptimas de enfoque podían variar dependiendo del tipo de trabajo que estaba haciendo. Por ejemplo, descubrió que el silencio completo funcionaba mejor cuando estaba depurando código complicado, mientras que la música instrumental era perfecta para tareas de codificación más creativas.

La experiencia de Alex resalta varios puntos importantes:

1. Lo que funciona mejor puede variar de persona a persona. No asumas que lo que funciona para otros funcionará para ti.

2. Tus condiciones óptimas podrían cambiar dependiendo de la tarea en cuestión.

3. Pequeños cambios pueden llevar a grandes mejoras en enfoque y productividad.

4. La experimentación regular y la autoconciencia son clave para mantener y mejorar tu enfoque con el tiempo.

Entonces, ¿cómo puedes replicar el éxito de Alex? Aquí hay una guía paso a paso para realizar tu propio experimento de entorno de enfoque:

1. Elige tus Variables

Decide qué factores ambientales deseas experimentar. Comienza con los que hemos discutido: ruido, luz, temperatura, aroma, entorno visual y postura.

2. Crea un Calendario de Pruebas

Planifica probar cada variable por al menos unos días. Esto te permite tener en cuenta las fluctuaciones diarias en energía y estado de ánimo.

3. Lleva un Diario de Enfoque

Para cada condición, anota:

- Tu nivel de enfoque (en una escala del 1-10)
- Cuánto tiempo pudiste trabajar sin distraerte
- Tu nivel de energía a lo largo del día
- Cualquier malestar u otros efectos notables

4. Controla Otras Variables

Intenta mantener otros factores constantes durante tu experimento. Por ejemplo, sigue tus horarios regulares de sueño y comidas.

5. Analiza Tus Resultados

Al final de tu experimento, revisa tu diario. Busca patrones y condiciones que consistentemente llevaron a un mejor enfoque.

6. Implementa y Refina

Basado en tus hallazgos, crea tu entorno ideal para el enfoque. Pero no te detengas ahí - continúa haciendo pequeños ajustes y experimenta con nuevas ideas.

Recuerda, este es un proceso continuo. Nuestras necesidades y preferencias pueden cambiar con el tiempo, por lo que es bueno reevaluar periódicamente.

Aquí hay algunos consejos adicionales a tener en cuenta:

- Ten paciencia. Puede que tome tiempo notar los efectos de diferentes condiciones.
- No temas combinar elementos. Podrías descubrir que una mezcla de condiciones funciona mejor para ti.
- Considera la hora del día. Tus condiciones óptimas de enfoque podrían ser diferentes por la mañana que por la tarde.
- Presta atención a cómo las diferentes condiciones afectan no solo tu enfoque, sino también tu estado de ánimo y bienestar general.
- Esté abierto a resultados sorprendentes. Podrías descubrir que condiciones que pensabas serían distracciones en realidad te ayudan a concentrarte.

Tomando el tiempo para experimentar y encontrar tu configuración óptima de enfoque, estás invirtiendo en tu productividad y bienestar. Estás creando un entorno que apoya tu mejor trabajo, en lugar de luchar contra tu entorno.

Entonces, ¿estás listo para comenzar tu experimento de entorno de enfoque? Recuerda, cada pequeña mejora en tu enfoque puede llevar a grandes ganancias en tu productividad y satisfacción laboral. Tu entorno de enfoque perfecto está ahí fuera - ¡es hora de descubrirlo!

DISEÑAR E IMPLEMENTAR UN RITUAL PERSONAL DE ENFOQUE PARA PRACTICAR DIARIAMENTE DURANTE LAS PRÓXIMAS DOS SEMANAS

Diseñar e implementar un ritual personal de enfoque es como crear un saludo secreto con tu cerebro. Es una serie de acciones que, al realizarse consistentemente, indican a tu mente que es hora de ponerse a trabajar. Este ritual puede ser una herramienta poderosa en tu arsenal de enfoque, ayudándote a transitar suavemente a un estado de concentración profunda.

Vamos a sumergirnos en cómo puedes crear e implementar tu propio ritual de enfoque.

Primero, entiende la ciencia detrás de los rituales. A nuestros cerebros les encantan los patrones y rutinas. Cuando repetimos una serie de acciones consistentemente, nuestros cerebros comienzan a asociar esas acciones con un resultado particular. En este caso, queremos asociar nuestro ritual con un estado de concentración enfocada.

Un buen ritual de enfoque típicamente incluye elementos que involucran múltiples sentidos e incorpora acciones que preparan tanto tu mente como tu entorno para el trabajo enfocado. Aquí hay una guía paso a paso para crear tu ritual:

1. Elige Tus Elementos

Tu ritual podría incluir:

- Una bebida específica (como una taza de té verde o café)
- Una breve meditación o ejercicio de respiración
- Ponerte auriculares con cancelación de ruido
- Limpiar tu escritorio
- Escribir tus tres principales prioridades para la sesión de trabajo

- Encender una lista de reproducción específica
- Encender una vela aromática
- Hacer un estiramiento rápido o una pose de yoga

Elige entre 3-5 elementos que resuenen contigo. Recuerda, esto es personal - lo que funciona para otra persona podría no funcionar para ti.

2. Secuencia Tus Acciones

Decide el orden de tu ritual. Debe fluir naturalmente y no tomar más de 5-10 minutos en total.

3. Establece un Disparador

Elige un disparador específico que comenzará tu ritual. Esto podría ser sentarte en tu escritorio, abrir tu laptop o una hora específica del día.

4. Practica la Consistencia

Comprométete a realizar tu ritual cada vez que te sientes para una sesión de trabajo enfocado, durante al menos dos semanas. La consistencia es clave para entrenar a tu cerebro a asociar el ritual con el enfoque.

Veamos un ejemplo de la vida real de cómo esto podría desarrollarse.

Conoce a Emma, una gerente de marketing que a menudo tenía dificultades para pasar de revisar correos electrónicos y asistir a reuniones a realizar un trabajo profundo y enfocado en sus proyectos. Decidió crear un ritual de enfoque para ayudarla a hacer esta transición más suavemente.

Este es el ritual que Emma diseñó:

1. Limpiar su escritorio de todo excepto su laptop y cuaderno.

2. Ponerse sus auriculares con cancelación de ruido.

3. Tomar tres respiraciones profundas, concentrándose en la sensación del aire entrando y saliendo de sus pulmones.

4. Escribir la tarea más importante que necesita cumplir en la próxima hora.

5. Iniciar su "lista de reproducción de enfoque" - una colección de pistas instrumentales que usa solo durante sesiones de trabajo enfocadas.

Emma se comprometió a practicar este ritual todos los días antes de su tiempo designado de "trabajo profundo" durante dos semanas. Esto es lo que sucedió:

Semana 1:

Días 1-3: Emma se sintió un poco ridícula al pasar por el ritual, especialmente la parte de respiración profunda. Se sorprendió a sí misma revisando su teléfono a mitad del ritual en el día 2 y tuvo que comenzar de nuevo.

Días 4-5: El ritual comenzó a sentirse más natural. Emma notó que empezaba a sentir una sensación de calma al pasar por los pasos.

Semana 2:

Días 6-8: Emma se encontró esperando con ansias su ritual. El acto de limpiar su escritorio y ponerse los auriculares comenzó a sentirse como ponerse una armadura para la batalla - la hacía sentir preparada y enfocada.

Días 9-10: Emma notó una mejora significativa en su capacidad para profundizar en el trabajo inmediatamente después de su ritual. Fue capaz de trabajar durante períodos más largos sin distraerse.

Días 11-14: El ritual se volvió una segunda naturaleza. Emma descubrió que incluso en días ocupados cuando no podía hacer su sesión completa de trabajo profundo, pasar por el ritual durante incluso 15 minutos de trabajo enfocado la ayudó a avanzar en proyectos importantes.

Al final de las dos semanas, Emma estaba asombrada por la diferencia que había hecho su ritual. "Es como encender un interruptor en mi cerebro," dijo. "Tan pronto como comienzo mi ritual, puedo sentir mi mente cambiando de marcha, preparándose para enfocarse."

La experiencia de Emma destaca varios puntos importantes:

1. Toma tiempo para que un ritual se sienta natural. No te desanimes si se siente incómodo al principio.

2. La consistencia es clave. Incluso en días cuando no puedes hacer una sesión completa de trabajo, pasar por tu ritual puede ayudar.

3. El poder del ritual crece con el tiempo. A medida que tu cerebro comienza a asociar el ritual con el enfoque, encontrarás más fácil entrar en un estado de concentración.

4. Un buen ritual involucra múltiples sentidos e incluye elementos tanto mentales como físicos.

Ahora, hablemos de cómo puedes crear e implementar tu propio ritual de enfoque. Aquí hay una guía paso a paso:

1. Diseña Tu Ritual

Pasa algún tiempo pensando en qué elementos deseas incluir. Recuerda, debe ser algo que disfrutes y esperes con ansias. Algunas preguntas a considerar:

- ¿Qué te ayuda a sentirte tranquilo y centrado?
- ¿Qué acciones te ayudan a sentirte preparado para trabajar?
- ¿Hay algún aroma, sonido o sensaciones físicas que asocies con el enfoque?

Escribe tu ritual, siendo lo más específico posible sobre cada paso.

2. Reúne Tus Materiales

Si tu ritual incluye elementos específicos (como una vela, té o lista de reproducción), reúnelos todos en un mismo lugar. Hazlo lo más fácil posible para comenzar tu ritual.

3. Configura un Recordatorio

Elige una hora específica cada día para tu trabajo enfocado, y configura un recordatorio para que tu ritual comience 10 minutos antes de esa hora.

4. Rastrea Tu Progreso

Mantén un diario sobre tu experiencia ritual. Cada día, anota:

- Qué tan fácil o difícil fue comenzar el ritual
- Cómo te sentiste durante y después del ritual
- Cuánto tiempo fuiste capaz de concentrarte después de completar el ritual
- Cualquier cambio o ajuste que desees hacer al ritual

5. Sé Paciente y Flexible

Recuerda, estás formando un nuevo hábito. Puede llevar algo de tiempo hacerlo bien. Esté dispuesto a ajustar tu ritual si ciertos elementos no funcionan para ti.

6. Reflexiona y Refina

Al final de las dos semanas, revisa tu diario. ¿Qué funcionó bien? ¿Qué no? Usa esta información para refinar tu ritual.

Aquí hay algunos consejos adicionales a tener en cuenta:

- Manténlo simple. Un ritual complejo podría ser difícil de seguir, especialmente en días ocupados.

- Hazlo portátil. Intenta diseñar un ritual que puedas realizar en cualquier lugar, en caso de que necesites trabajar desde diferentes ubicaciones.
- Sé consciente durante tu ritual. Realmente concéntrate en cada paso, involucrando completamente tus sentidos.
- No revises tu teléfono o correo electrónico durante tu ritual. Esto se trata de una transición hacia un trabajo enfocado, no de ponerte al día con las comunicaciones.
- Considera tener un "ritual de cierre" ya que el objetivo de tu ritual de enfoque es crear un puente entre tu estado normal, potencialmente distraído, y un estado de profunda concentración enfocada. Es un regalo que te das a ti mismo: unos momentos de preparación que pueden aumentar significativamente tu productividad y la calidad de tu trabajo.

Mientras practicas tu ritual durante las próximas dos semanas, presta atención a cómo afecta no solo tu capacidad de concentración, sino también tu satisfacción general en el trabajo. Muchas personas encuentran que tener un ritual consistente agrega un sentido de control y propósito a su jornada laboral.

Tu ritual de enfoque es una herramienta poderosa, pero es solo una pieza del rompecabezas. En el próximo capítulo, exploraremos cómo la atención plena y la meditación pueden mejorar aún más tu capacidad para concentrarte profundamente. Estas prácticas pueden complementar tu ritual de enfoque, ayudándote a cultivar una mente mejor equipada para mantener la atención sostenida.

Entonces, ¿estás listo para diseñar tu ritual de enfoque personal? Recuerda, este es un experimento personal. Lo que funciona para otra persona podría no funcionar para ti, y lo que funciona para ti hoy podría necesitar ser ajustado en el futuro. La clave es comenzar, ser consistente y mantenerse curioso sobre lo que te ayuda a hacer tu mejor trabajo. ¡Tu ritual de enfoque perfecto está ahí fuera - es hora de descubrirlo!

5

BLOQUEO DE TIEMPO Y TRABAJO PROFUNDO

EL CONCEPTO DE TRABAJO PROFUNDO Y SU IMPORTANCIA

En el mundo acelerado y siempre conectado de hoy, la capacidad de concentrarse profundamente en tareas desafiantes se ha convertido en una habilidad rara y valiosa. Esta sección explora el concepto de trabajo profundo y por qué es crucial para el éxito en nuestro panorama profesional cada vez más competitivo y complejo.

¿Qué es el trabajo profundo?

El trabajo profundo es la capacidad de concentrarse intensamente en una tarea exigente sin distracciones. Se trata de dar toda tu atención a una actividad importante que requiere tu máximo rendimiento cognitivo.

Imagina que eres un escritor trabajando en tu novela. Te sientas en tu escritorio, apagas tu teléfono, cierras las pestañas del navegador innecesarias y te sumerges en tu historia. Pasan horas y estás completamente absorto en la creación de personajes y giros argumentales. Eso es trabajo profundo en acción.

El trabajo profundo no es solo para tipos creativos. Es valioso en cualquier campo que requiera esfuerzo mental y resolución de problemas.

Por qué el trabajo profundo importa

1. Aumento de la productividad

Cuando te involucras en el trabajo profundo, haces más en menos tiempo. Es como un superpoder para tu cerebro.

- Eliminas el cambio constante entre tareas que consume tu tiempo y energía.
- Aprovechas todo el potencial de tu cerebro, permitiéndote abordar problemas complejos de manera más eficiente.
- Produces un trabajo de mayor calidad porque le das toda tu atención.

2. Mejores habilidades para resolver problemas

El trabajo profundo te ayuda a convertirte en un maestro en la resolución de problemas. Cuando te concentras intensamente en un desafío, tu cerebro puede hacer conexiones y detectar patrones que de otro modo pasarían desapercibidos.

Piénsalo así: Tu cerebro es como un detective tratando de resolver un misterio. Cuanto más tiempo y enfoque le des, más pistas puede reunir y unir.

3. Creatividad mejorada

Contrario a la creencia popular, la creatividad no se trata solo de esperar a que la inspiración llegue. A menudo es el resultado de un esfuerzo enfocado y deliberado.

El trabajo profundo te permite:

- Explorar ideas más a fondo
- Hacer conexiones únicas entre conceptos
- Superar soluciones obvias para encontrar enfoques verdaderamente innovadores

4. Crecimiento personal y profesional

Involucrarse regularmente en el trabajo profundo puede llevar a mejoras significativas en tus habilidades y conocimientos. Es como ir al gimnasio para tu cerebro: cuanto más lo haces, más fuertes se vuelven tus músculos mentales.

Con el tiempo, esto puede llevar a:

- Aprendizaje y adquisición de habilidades más rápidos
- Mayor experiencia en tu campo
- Aumento de la confianza en tus habilidades

Impacto real: Un estudio de caso

Veamos la historia de Sarah, una ingeniera de software que decidió implementar prácticas de trabajo profundo en su rutina diaria.

Sarah estaba frustrada con su productividad. Sentía que siempre estaba ocupada pero nunca parecía hacer un progreso significativo en proyectos importantes. Las interrupciones constantes de correos electrónicos, mensajes y reuniones improvisadas la dejaban sintiéndose dispersa y agotada.

Después de aprender sobre el trabajo profundo, Sarah decidió hacer algunos cambios:

1. Ella bloqueó 3 horas cada mañana para tiempo de codificación sin interrupciones.

2. Durante este tiempo, apagó todas las notificaciones y dejó su teléfono en otra habitación.

3. Comunicó a su equipo que estaría no disponible durante esas horas excepto para verdaderas emergencias.

4. Usó auriculares con cancelación de ruido y escuchó música instrumental para ayudarla a concentrarse.

Los resultados fueron notables. En solo un mes:

- Sarah duplicó su producción de código en comparación con el mes anterior.
- La calidad de su trabajo mejoró, con una reducción del 30% en errores y fallos.
- Se sintió menos estresada y más satisfecha con su trabajo.
- Su equipo notó la mejora y comenzó a adoptar prácticas similares.

La experiencia de Sarah muestra el poderoso impacto que el trabajo profundo puede tener en la productividad y la calidad del trabajo. Pero los beneficios del trabajo profundo van más allá de simplemente hacer más.

Los beneficios ocultos del trabajo profundo

1. Mejor bienestar mental

El cambio constante de tareas y las interrupciones pueden dejarnos sintiéndonos agobiados y abrumados. El trabajo profundo proporciona una sensación de calma y control.

Cuando estás completamente comprometido con una tarea, entras en un estado de flujo. El tiempo parece volar y sientes una sensación de satisfacción y logro. Esto puede llevar a una reducción del estrés y un aumento de la satisfacción laboral.

2. Mejor equilibrio entre trabajo y vida personal

Puede parecer contradictorio, pero pasar más tiempo en trabajo profundo puede mejorar tu equilibrio entre trabajo y vida personal. Así es como:

- Haces más trabajo importante durante tu tiempo enfocado, reduciendo la necesidad de trabajar largas horas o llevar trabajo a casa.
- Entrenas a tu cerebro para cambiar más efectivamente entre el modo de trabajo y el modo de relajación.
- Te sientes más realizado por tu trabajo, lo que facilita disfrutar de tu tiempo libre sin el estrés relacionado con el trabajo.

3. Ventaja competitiva

En un mundo donde muchas personas luchan por concentrarse durante más de unos pocos minutos a la vez, la capacidad de realizar un trabajo profundo puede distinguirte del resto.

- Podrás abordar proyectos complejos de los que otros podrían alejarse.
- Tu trabajo de alta calidad será notado por colegas y superiores.
- Estarás mejor preparado para adaptarte a los cambios en tu industria y aprender nuevas habilidades rápidamente.

Desafíos del trabajo profundo

Aunque los beneficios del trabajo profundo son claros, no siempre es fácil de implementar. Algunos desafíos comunes incluyen:

1. Conectividad constante: Nuestros dispositivos y aplicaciones están diseñados para captar nuestra atención, lo que dificulta desconectarse.

2. Ambientes de oficina abiertos: Muchos lugares de trabajo priorizan la colaboración sobre la concentración, lo que dificulta encontrar espacios tranquilos para el trabajo profundo.

3. Expectativas culturales: En algunos lugares de trabajo, estar constantemente disponible se ve como un signo de productividad, aunque puede obstaculizar el trabajo profundo.

4. Hábitos personales: Si estás acostumbrado a realizar múltiples tareas y responder a cada notificación, la transición al trabajo profundo puede sentirse incómoda al principio.

A pesar de estos desafíos, las recompensas del trabajo profundo hacen que valga la pena el esfuerzo para superarlos. En las siguientes secciones, exploraremos estrategias prácticas para incorporar el trabajo profundo en tu rutina diaria y crear un entorno que apoye la atención enfocada.

Recuerda, el trabajo profundo es una habilidad que se puede desarrollar con el tiempo. Como cualquier habilidad, requiere práctica y paciencia. Pero con esfuerzo constante, puedes entrenar tu cerebro para concentrarse más profundamente y cosechar los beneficios de una mayor productividad, creatividad y crecimiento personal.

A medida que avanzas, considera esto: ¿Cómo podrían cambiar tu trabajo y tu vida si pudieras aprovechar el poder del trabajo profundo? ¿Qué proyectos o metas importantes podrías lograr con una mejor concentración y enfoque?

IMPLEMENTANDO ESTRATEGIAS EFECTIVAS DE BLOQUEO DE TIEMPO

El bloqueo de tiempo es una técnica poderosa que puede transformar tu productividad y ayudarte a recuperar el control de tu día. En esta sección, exploraremos cómo implementar estrategias efectivas de bloqueo de tiempo y ver cómo pueden revolucionar tus hábitos de trabajo.

¿Qué es el bloqueo de tiempo?

El bloqueo de tiempo es como construir un horario para tu día, pero con más intención. En lugar de dejar que tu día se desarrolle al azar, decides de antemano cómo vas a gastar tu tiempo.

Piensa en tu día como un contenedor vacío. El bloqueo de tiempo es como llenar ese contenedor con bloques cuidadosamente elegidos, cada uno representando una tarea específica o tipo de trabajo.

Por ejemplo, podrías bloquear de 9:00 AM a 11:00 AM para trabajar enfocado en un gran proyecto, de 11:00 AM a 12:00 PM para responder correos electrónicos y de 1:00 PM a 2:00 PM para reuniones de equipo.

Por qué funciona el bloqueo de tiempo

El bloqueo de tiempo es efectivo por varias razones:

1. Te obliga a priorizar: Cuando ves tu día estructurado en bloques, se vuelve claro qué es realmente importante.

2. Reduce la fatiga de decisión: No tienes que decidir constantemente qué hacer a continuación porque ya has planeado tu día.

3. Te ayuda a concentrarte: Cuando sabes que has reservado tiempo para una tarea específica, es más fácil darle toda tu atención.

4. Te hace más realista sobre el tiempo: Comienzas a ver cuánto tiempo realmente toman las cosas, lo que ayuda con la planificación futura.

Cómo implementar el bloqueo de tiempo

1. Comienza con una descarga mental

Antes de empezar a bloquear tu tiempo, saca todo de tu cabeza y ponlo en papel (o en una nota digital). Escribe todas las tareas, proyectos y responsabilidades que necesitas manejar.

Esto podría verse algo así:

- Terminar informe del Q3
- Responder correos electrónicos de clientes
- Preparación para reunión de equipo
- Cita con el dentista
- Trabajar en el diseño de un nuevo producto
- Recoger la ropa de la tintorería

2. Prioriza tu lista

Ahora, mira tu lista y decide qué es lo más importante. ¿Qué absolutamente necesita hacerse? ¿Qué puede esperar? ¿Qué se alinea con tus objetivos generales?

Una forma simple de priorizar es usar la Matriz de Eisenhower:

Urgente e Importante: Haz estas tareas primero

Importante pero No Urgente: Programa estas tareas

Urgente pero No Importante: Delega si es posible

No Urgente y No Importante: Elimina o haz más tarde

3. Identifica tus horas de máxima energía

Todos tenemos momentos del día en los que estamos en nuestro mejor momento. Para algunos, es temprano en la mañana. Para otros, podría ser tarde en la noche. Presta atención a cuándo te sientes más alerta y productivo.

Estas son tus horas doradas. Resérvalas para tus tareas más importantes y desafiantes.

4. Crea tus bloques de tiempo

Ahora viene la parte divertida: realmente bloquear tu tiempo. Aquí tienes una guía paso a paso:

a. Comienza con compromisos fijos: Bloquea primero cualquier cita o reunión inamovible.

b. Agrega tus tareas más importantes: Programa tu trabajo de alta prioridad durante tus horas de máxima energía.

c. Agrupa tareas similares: Agrupa actividades similares. Por ejemplo, ten un "bloque de comunicación" para correos electrónicos y llamadas.

d. Incluye descansos: No olvides programar descansos. Son cruciales para mantener la concentración y la energía durante el día.

e. Deja algo de flexibilidad: Incluye tiempo de margen para tareas inesperadas o emergencias.

5. Usa las herramientas adecuadas

Puedes bloquear el tiempo usando una variedad de herramientas:

- Aplicaciones de calendario digital como Google Calendar o Outlook
- Aplicaciones de productividad como Todoist o Asana
- Planificadores en papel o bullet journals
- Un simple cuaderno y bolígrafo

Elige lo que mejor funcione para ti. La clave es tener una representación visual de tus bloques de tiempo.

6. Apegarse a tus bloques (en su mayoría)

Una vez que hayas creado tus bloques de tiempo, haz tu mejor esfuerzo para ceñirte a ellos. Trátalos como citas importantes contigo mismo.

Dicho esto, la vida sucede. Prepárate para ajustar tus bloques si surgen asuntos verdaderamente urgentes. El objetivo es el progreso, no la perfección.

7. Revisar y ajustar regularmente

Al final de cada semana, revisa qué tan bien te has ceñido a tus bloques de tiempo. ¿Qué funcionó? ¿Qué no? Usa estos conocimientos para mejorar tu bloqueo de tiempo para la próxima semana.

Desafíos comunes del bloqueo de tiempo (y cómo superarlos)

1. Sobreestimar lo que puedes lograr: Es fácil ser demasiado optimista sobre cuánto puedes hacer en un día. Comienza subestimando, luego ajusta a medida que aprendes tu verdadera capacidad.

2. Interrupciones y distracciones: Comunica tu sistema de bloqueo de tiempo a colegas y familia. Usa configuraciones de "no molestar" en tus dispositivos durante los bloques de trabajo enfocado.

3. Procrastinación: A veces, incluso con un bloque de tiempo en su lugar, puedes sentir resistencia a comenzar una tarea. Prueba la "regla de los 5 minutos": comprométete a trabajar en la tarea durante solo 5 minutos. A menudo, encontrarás que continúas más allá de ese compromiso inicial.

4. Tareas inesperadas: Mantén un "bloque de misceláneas" en tu horario para manejar tareas inesperadas que surjan durante el día.

Impacto en el mundo real: Una historia de éxito de bloqueo de tiempo

Conozcamos a Jack, un ejecutivo ocupado en una startup tecnológica en crecimiento. Los días de Jack eran un torbellino de reuniones, correos electrónicos urgentes e interrupciones constantes. Sentía que siempre estaba apagando incendios pero nunca avanzaba en proyectos importantes.

Frustrado y estresado, Jack decidió probar el bloqueo de tiempo. Así fue como lo implementó:

1. Jack comenzó reservando dos horas cada mañana (de 9:00 AM a 11:00 AM) para trabajar enfocado en proyectos de alta prioridad. Él llamó a esto sus "horas de poder".

2. Programó todas las reuniones para la tarde, agrupándolas tanto como fuera posible.

3. Jack destinó 30 minutos al final de cada día para la planificación y revisión.

4. Comunicó su nuevo horario a su equipo, explicando que estaría menos disponible para charlas improvisadas durante sus horas de poder.

5. Jack utilizó su aplicación de calendario para codificar con colores diferentes tipos de tareas, haciendo que su horario fuera visualmente claro de un vistazo.

Los resultados fueron dramáticos:

- En un mes, Jack completó un proyecto importante que había estado estancado durante semanas.
- Sus niveles de estrés disminuyeron significativamente al sentirse más en control de su día.
- Su equipo se volvió más autosuficiente, resolviendo problemas menores sin necesitar siempre su aporte.
- La productividad de Jack durante sus horas de poder fue tan alta que a menudo terminaba tareas antes de lo previsto, liberando tiempo para el pensamiento estratégico e innovación.

La experiencia de Jack muestra cómo la organización del tiempo puede transformar no solo la productividad individual, sino también la dinámica del equipo y la satisfacción general en el trabajo.

Técnicas avanzadas de organización del tiempo

Una vez que hayas dominado lo básico de la organización del tiempo, puedes explorar técnicas más avanzadas:

1. Días temáticos: Dedica días enteros a áreas específicas de tu trabajo. Por ejemplo, "Lunes de reuniones" o "Miércoles de escritura".

2. Organización del tiempo para la vida personal: No solo organices tu tiempo para el trabajo. Programa bloques para ejercicio, tiempo en familia, pasatiempos y relajación.

3. Organización del tiempo para objetivos a largo plazo: Reserva tiempo cada semana para trabajar hacia tus metas de mayor alcance, incluso si no son inmediatamente urgentes.

4. Técnica Pomodoro dentro de los bloques de tiempo: Para tareas desafiantes, utiliza la técnica Pomodoro (25 minutos de trabajo enfocado seguidos de un descanso de 5 minutos) dentro de tus bloques de tiempo más grandes.

Recuerda, el objetivo de la organización del tiempo no es hacer que tu horario sea rígido e inflexible. Es darle estructura a tu día para que puedas concentrarte en lo que es realmente importante. A medida que practiques la organización del tiempo, probablemente encontrarás que tienes más control sobre tu tiempo y energía, lo que conduce a una mayor productividad y un mayor sentido de logro.

Entonces, ¿estás listo para tomar el control de tu tiempo? Toma tu calendario, comienza a organizar y observa cómo tu productividad se dispara y tus niveles de estrés disminuyen. ¡Tu futuro yo más enfocado te lo agradecerá!

EQUILIBRANDO EL TRABAJO ENFOCADO CON TAREAS SUPERFICIALES NECESARIAS

En nuestra búsqueda de enfoque y productividad, es fácil caer en la trampa de pensar que todo nuestro tiempo debería dedicarse a trabajos profundos e intensivos. Sin embargo, la realidad de la mayoría de los trabajos y vidas es que no podemos escapar totalmente de las tareas superficiales. La clave es aprender a equilibrar estas tareas necesarias pero a menudo menos impactantes con el trabajo profundo que impulsa el verdadero progreso e innovación.

Entendiendo el Trabajo Superficial

Primero, definamos a qué nos referimos con trabajo superficial. Estas son las tareas que no requieren una concentración profunda o habilidades especializadas. A menudo son administrativas, logísticas o de rutina. Algunos ejemplos incluyen:

- Revisar y responder correos electrónicos
- Programar reuniones
- Completar informes de gastos
- Organizar tu escritorio o archivos digitales
- Hacer llamadas telefónicas rápidas

Aunque estas tareas pueden no ser las más estimulantes intelectualmente, a menudo son esenciales para mantener nuestro trabajo y vidas funcionando sin problemas. El desafío es gestionarlas eficientemente para que no consuman todo nuestro tiempo y energía.

Estrategias para Equilibrar el Trabajo Profundo y Superficial

1. Agrupar Tareas Similares

Una de las formas más efectivas de manejar las tareas superficiales es agrupar actividades similares y hacerlas todas al mismo tiempo. Esto minimiza la energía mental perdida en el cambio de contexto.

Por ejemplo, en lugar de revisar tu correo electrónico cada 15 minutos durante el día, reserva dos o tres momentos específicos para procesar todos tus correos de una vez. Esto podría verse así:

- 9:00 AM: Primera sesión de revisión y respuesta de correos
- 1:00 PM: Revisión de correos a mediodía
- 4:30 PM: Revisión final de correos y cierre

El mismo principio puede aplicarse a otras tareas superficiales. Agrupa todas tus llamadas telefónicas, o aborda todo tu papeleo administrativo de una vez.

2. Organización del Tiempo para Trabajo Superficial

Así como reservas tiempo para el trabajo profundo, crea bloques de tiempo específicos para tareas superficiales. Esto ayuda a prevenir que estas tareas invadan tu tiempo de trabajo enfocado.

Un horario diario de muestra podría verse así:

- 8:00 AM - 10:00 AM: Trabajo profundo en el proyecto principal
- 10:00 AM - 10:30 AM: Bloque de correos y comunicación
- 10:30 AM - 12:00 PM: Reuniones o trabajo colaborativo
- 1:00 PM - 3:00 PM: Otra sesión de trabajo profundo
- 3:00 PM - 3:30 PM: Segundo bloque de correos y comunicación
- 3:30 PM - 5:00 PM: Tareas de cierre y planificación para el día siguiente

Al darle al trabajo superficial sus propios bloques de tiempo, reconoces su importancia mientras proteges tu tiempo de trabajo profundo.

3. La Regla de los Dos Minutos

Esta regla, popularizada por el experto en productividad David Allen, establece que si una tarea tomará menos de dos minutos en completarse, hazla de inmediato. Esto previene que las pequeñas tareas se acumulen y se vuelvan abrumadoras más tarde.

Por ejemplo, si recibes un correo electrónico al que puedes responder en menos de dos minutos, adelante y responde de inmediato en lugar de guardarlo para más tarde. Esto mantiene tu lista de tareas pendientes ligera y previene que las pequeñas tareas se conviertan en problemas más grandes.

4. Usar Tecnología Sabiamente

Aunque la tecnología puede ser una fuente de distracción, también puede ser un aliado poderoso en la gestión del trabajo superficial. Algunas herramientas útiles incluyen:

- Filtros de correo electrónico para clasificar automáticamente mensajes entrantes
- Aplicaciones de gestión de tareas para organizar y priorizar listas de tareas
- Aplicaciones de calendario con recordatorios para tareas superficiales recurrentes
- Herramientas de automatización para manejar tareas repetitivas

El objetivo es dejar que la tecnología maneje tanto como sea posible el trabajo rutinario, liberando tu energía mental para tareas más importantes.

5. Delegar Cuando Sea Posible

Si estás en una posición para hacerlo, considera delegar algunas tareas superficiales a otros. Esto podría significar asignar tareas a miembros del equipo, contratar un asistente virtual, o utilizar servicios que se especializan en manejar tareas rutinarias.

Recuerda, tu tiempo y enfoque son recursos valiosos. A veces, vale la pena invertir dinero para ahorrar tiempo que luego puedes usar en actividades de mayor valor.

6. El Poder de los Rituales

Crea rituales o rutinas alrededor de tu trabajo superficial. Por ejemplo, podrías comenzar cada día dedicando 20 minutos a organizar tu lista de tareas y responder correos urgentes. O terminar cada día con una sesión de 15 minutos de archivo y orden.

Estos rituales pueden ayudarte a abordar el trabajo superficial de manera más consciente y eficiente, en lugar de dejar que se disperse a lo largo de tu día.

Acto de Equilibrio: La Historia de una Escritora

Veamos cómo estos principios se aplicaron en la vida real para Sarah, una escritora freelance que luchaba por equilibrar su trabajo creativo con las demandas de gestionar su negocio.

A Sarah le encantaba el trabajo profundo y enfocado de escribir, pero se encontraba constantemente distraída por correos de clientes, tareas de facturación y la necesidad de proponer nuevos proyectos. Su producción de escritura estaba sufriendo, y se sentía constantemente estresada y dispersa.

Así es como Sarah transformó su rutina de trabajo:

1. Ella implementó un horario estricto para el correo electrónico, revisando y respondiendo a los mensajes solo a las 10 AM y a las 4 PM cada día. Comunicó este horario a sus clientes, estableciendo expectativas claras para los tiempos de respuesta.

2. Sarah agrupó todas sus tareas administrativas —facturación, propuestas y planificación empresarial— en un bloque de tres horas cada viernes por la tarde.

3. Ella utilizó la regla de los dos minutos para tareas rápidas, manejando de inmediato cosas como confirmar la recepción de archivos o programar llamadas.

4. Sarah invirtió en una herramienta de gestión de proyectos para llevar un registro de los plazos y la información de los clientes, reduciendo la carga mental de tratar de recordar todo.

5. Contrató a un asistente virtual para manejar las consultas iniciales de los clientes y la programación básica, liberando más de su tiempo para escribir.

Los resultados fueron significativos:

- La producción de escritura de Sarah aumentó en un 40% en el primer mes.
- Se sintió menos estresada y más en control de su jornada laboral.
- La satisfacción del cliente mejoró a medida que la comunicación se volvió más estructurada y confiable.
- Sarah pudo aceptar más proyectos bien remunerados, aumentando sus ingresos sin trabajar más horas.

Al encontrar un equilibrio entre su trabajo creativo profundo y las tareas superficiales necesarias para dirigir su negocio, Sarah no solo mejoró su productividad sino también su satisfacción laboral general.

Superando Desafíos Comunes

Incluso con estas estrategias en marcha, equilibrar el trabajo profundo y superficial puede ser desafiante. Aquí hay algunos obstáculos comunes y cómo superarlos:

1. La Mentalidad de "Siempre Activo"

En nuestro mundo hiperconectado, a menudo hay presión para estar constantemente disponible. Combate esto estableciendo límites claros y comunicándolos a los demás. Está bien estar no disponible durante tus sesiones de trabajo profundo.

2. La Culpa de Ignorar el Trabajo Superficial

Podrías sentirte culpable por no responder inmediatamente a cada correo electrónico o solicitud. Recuerda que al gestionar tu tiempo de manera más efectiva, en realidad estás proporcionando un mejor valor a tus colegas, clientes y a ti mismo a largo plazo.

3. La Tentación de Multitarea

Puede ser tentador intentar manejar tareas superficiales mientras realizas trabajo profundo. Resiste este impulso. La calidad de ambos tipos de trabajo sufrirá. Confía en tu programación y da a cada tarea su tiempo dedicado.

4. Urgencias Inesperadas

A veces, surgirán asuntos verdaderamente urgentes que interrumpen tu horario planificado. Construye algo de flexibilidad en tu día para manejar estas situaciones, pero sé perspicaz sobre lo que realmente califica como urgente.

5. Dificultad para la Transición

Cambiar entre modos de trabajo profundo y superficial puede ser desafiante. Crea rituales de transición para ayudar a tu cerebro a cambiar de marcha. Esto podría ser tan simple como dar un paseo corto o hacer una meditación rápida entre tareas.

Conclusión: Encontrando Tu Equilibrio

La clave para la productividad no es eliminar el trabajo superficial, sino aprender a gestionarlo de manera efectiva junto con tu trabajo profundo. Al implementar estrategias como agrupar tareas, bloquear tiempo y usar la regla de los dos minutos, puedes crear un flujo de trabajo que honre ambos tipos de tareas.

Recuerda, el objetivo no es la perfección. Se trata de encontrar un equilibrio que funcione para ti, te permita cumplir con tus responsabilidades y aún deje espacio para el trabajo profundo y enfocado que impulsa el verdadero progreso y satisfacción.

A medida que avances, presta atención a cómo las diferentes estrategias funcionan para ti. Esté dispuesto a experimentar y ajustar tu enfoque. Con el tiempo y la práctica, encontrarás tu propio ritmo, permitiéndote navegar tanto por las aguas superficiales como por las profundas de tu trabajo con habilidad y facilidad.

¿El resultado? Un tú más productivo, menos estresado y más satisfecho. ¡Ahora ese es un equilibrio por el que vale la pena esforzarse!

SUPERANDO LA RESISTENCIA A ENTRAR EN ESTADOS DE TRABAJO PROFUNDO

A medida que profundizamos en el ámbito de la concentración y la productividad, encontramos un obstáculo común: la resistencia a entrar en estados de trabajo profundo. Incluso cuando entendemos la importancia del trabajo profundo y hemos asignado tiempo para ello, muchos de nosotros nos encontramos luchando para realmente comenzar. Esta sección explorará estrategias para superar esta resistencia y transitar suavemente hacia sesiones productivas de trabajo profundo.

El Desafío de las Transiciones al Trabajo Profundo

La transición al trabajo profundo puede sentirse como zambullirse en una piscina fría. Sabemos que es bueno para nosotros, pero ese primer chapuzón puede ser incómodo. Esta resistencia a menudo proviene de:

1. La comodidad del trabajo superficial: Nuestros cerebros están acostumbrados a los rápidos golpes de dopamina de revisar correos electrónicos o desplazarse por redes sociales.

2. Miedo a la dificultad: El trabajo profundo a menudo involucra tareas desafiantes que podríamos querer evitar subconscientemente.

3. Inercia: Es más fácil continuar con lo que ya estamos haciendo que cambiar de marcha.

4. Distracciones: Nuestro entorno moderno está lleno de posibles interrupciones.

Superar estas barreras requiere estrategias intencionales y práctica. Vamos a explorar algunas técnicas efectivas.

Desarrollando un Ritual Pre-Trabajo Profundo

Una de las formas más poderosas de facilitar el trabajo profundo es crear un ritual que le indique a tu cerebro que es hora de concentrarse. Este ritual actúa como un disparador mental, ayudándote a cambiar de marcha más suavemente.

Tu ritual podría incluir:

- Una breve meditación o ejercicio de respiración
- Preparar y disfrutar de un tipo específico de té o café
- Ponerse auriculares con cancelación de ruido
- Leer una cita o afirmación inspiradora
- Ordenar tu espacio de trabajo

La clave es la consistencia. Al repetir las mismas acciones antes de cada sesión de trabajo profundo, estás entrenando a tu cerebro para asociar estas acciones con el trabajo enfocado.

El Ritual de Meditación de Sarah

Sarah, una profesional de marketing, siempre se encontraba procrastinando cuando llegaba el momento de trabajar profundamente en el desarrollo de campañas. Revisaba su correo electrónico una vez más, o de repente recordaba una tarea "urgente" que necesitaba atención.

Reconociendo este patrón, Sarah decidió implementar un ritual pre-trabajo profundo. Eligió una simple meditación de 10 minutos usando una aplicación guiada. Así es como transformó su trabajo:

1. Sarah se ponía los auriculares y comenzaba la aplicación de meditación.

2. Durante 10 minutos, se concentraba en su respiración y dejaba ir los pensamientos acelerados.

3. Después de la meditación, tomaba unas respiraciones profundas y establecía su intención para la próxima sesión de trabajo.

4. Solo entonces abría sus herramientas de desarrollo de campañas y comenzaba a trabajar.

Los resultados fueron notables:

- Sarah encontró mucho más fácil la transición al trabajo profundo después de su meditación.
- Su mente se sentía más clara y enfocada durante las sesiones de trabajo.
- Experimentó menos urgencias de revisar su teléfono o correo electrónico.
- Durante un mes, su eficiencia en el desarrollo de campañas aumentó en un 40%.

La experiencia de Sarah demuestra cómo un simple ritual puede impactar significativamente nuestra capacidad para involucrarnos en el trabajo profundo.

Creando un Entorno Libre de Distracciones

Nuestro entorno juega un papel crucial en nuestra capacidad para concentrarnos. Para facilitar la transición al trabajo profundo, es esencial crear un espacio que apoye la concentración.

Aquí hay algunas estrategias:

1. Silenciar notificaciones: Apaga las alertas en tu teléfono y computadora. Si es posible, coloca tu teléfono en otra habitación.

2. Usar auriculares con cancelación de ruido: Incluso si no escuchas música, estos pueden crear una sensación de aislamiento y señalar a otros que estás concentrado.

3. Despeja tu espacio de trabajo: Un escritorio desordenado puede llevar a una mente desordenada. Tómate unos minutos para ordenar antes de comenzar un trabajo profundo.

4. Usa señales visuales: Algunas personas encuentran útil usar un cartel físico o una luz específica para indicar que están en modo de trabajo profundo.

5. Cierra pestañas y aplicaciones innecesarias: Mantén abiertas solo las herramientas que necesitas para tu tarea actual.

Recuerda, el objetivo es reducir las distracciones potenciales antes de que ocurran, facilitando que tu cerebro se concentre en el trabajo enfocado.

Comenzando Pequeño y Construyendo

Si eres nuevo en el trabajo profundo o tienes dificultades con sesiones más largas, comienza con períodos más cortos y aumenta gradualmente la duración. Este enfoque puede ayudar a superar la resistencia inicial y fortalecer tu "músculo de enfoque".

Prueba este enfoque progresivo:

Semana 1: Sesiones de trabajo profundo de 25 minutos (un Pomodoro)

Semana 2: Sesiones de 50 minutos (dos Pomodoros)

Semana 3: Sesiones de 75 minutos (tres Pomodoros)

Semana 4: Sesiones de 90 minutos

Entre cada sesión, toma un breve descanso (5-15 minutos) para recargar energías. A medida que aumentas tu capacidad de enfoque, te resultará más fácil involucrarte en períodos más largos de trabajo profundo.

Superando Barreras Mentales

A veces, los mayores obstáculos para el trabajo profundo están en nuestras propias mentes. Aquí hay algunas barreras mentales comunes y estrategias para superarlas:

1. Perfeccionismo: "Necesito condiciones perfectas para empezar."

Estrategia: Acepta el concepto de "suficientemente bueno". Las condiciones perfectas rara vez existen. Comienza con lo que tienes.

2. Agobio: "Esta tarea es demasiado grande. No sé por dónde empezar."

Estrategia: Divide la tarea en pasos más pequeños y manejables. Concéntrate solo en el primer paso.

3. Miedo al fracaso: "¿Y si no puedo resolver esto?"

Estrategia: Replantea el fracaso como aprendizaje. Cada intento, exitoso o no, te enseña algo valioso.

4. Falta de motivación: "Simplemente no tengo ganas ahora."

Estrategia: Usa la "regla de los 5 minutos". Comprométete a trabajar solo 5 minutos. A menudo, te encontrarás continuando más allá de ese compromiso inicial.

5. Síndrome del impostor: "No estoy lo suficientemente calificado para esta tarea."

Estrategia: Recuerda tus éxitos pasados. Mantén una "lista de logros" para revisar cuando surjan dudas.

El Poder del Ímpetu

Una de las formas más efectivas de superar la resistencia al trabajo profundo es aprovechar el poder del ímpetu. Una vez que comienzas, se vuelve más fácil continuar.

Piensa en ello como empujar un objeto pesado. El impulso inicial es el más difícil, pero una vez que se mueve, requiere menos esfuerzo para mantenerlo en movimiento.

Para construir ímpetu:

1. Comienza con la parte más fácil de tu tarea.

2. Configura un temporizador por un período corto (incluso solo 10 minutos) y comprométete a trabajar hasta que suene.

3. Celebra pequeñas victorias en el camino para mantener alta la motivación.

Recuerda, el objetivo es comenzar. Una vez en movimiento, a menudo descubrirás que la resistencia se desvanece y naturalmente caes en un estado de enfoque.

Seguimiento y Reflexión

Para mejorar tu capacidad de transición al trabajo profundo, es útil llevar un registro de tus experiencias y reflexionar sobre lo que funciona mejor para ti.

Mantén un registro simple:

- Fecha y hora de la sesión de trabajo profundo
- Duración de la sesión
- Ritual previo al trabajo utilizado
- Nivel de enfoque (1-10)

- Cualquier distracción o desafío notable
- Logros clave durante la sesión

Revisa este registro semanalmente para identificar patrones. Podrías descubrir que te concentras mejor en ciertos momentos del día, o que ciertos rituales son más efectivos para ti.

Abrazando el Proceso

Volverse competente en el trabajo profundo es un viaje, no un destino. Sé paciente contigo mismo mientras desarrollas esta habilidad. Algunos días serán más fáciles que otros, y eso está bien.

La clave es la consistencia. Incluso si una sesión de trabajo profundo no se siente particularmente productiva, el mero hecho de presentarte e intentarlo está fortaleciendo tu capacidad de enfoque.

Superar la resistencia al trabajo profundo es una habilidad crucial en nuestro mundo lleno de distracciones. Al desarrollar rituales previos al trabajo, crear un entorno de apoyo, comenzar pequeño y abordar las barreras mentales, puedes hacer la transición al trabajo profundo más suave y placentera.

Recuerda la historia de Sarah. Con un simple ritual de meditación de 10 minutos, transformó su productividad y satisfacción laboral. ¿Qué ritual podría funcionar para ti?

A medida que avanzamos, considera cómo puedes aplicar estas estrategias a tu propio trabajo. En el próximo capítulo, exploraremos cómo mantener el enfoque una vez que hayas ingresado con éxito en un estado de trabajo profundo, lidiando con interrupciones inesperadas y manteniendo la concentración durante períodos más largos.

Tu viaje para dominar el trabajo profundo comienza ahora. ¿Cuál será tu primer paso?

6

EL PODER DE LA MONOTAREA

DESMONTANDO EL MITO DE LA EFICIENCIA DEL MULTITASKING

Todos hemos estado allí. Estás sentado en tu escritorio, tratando de terminar un informe mientras simultáneamente revisas tu correo electrónico, respondes mensajes de texto y mantienes un ojo en tus notificaciones de redes sociales. Te sientes productivo, como si estuvieras logrando mucho. Pero, ¿realmente lo estás?

Durante años, el multitasking ha sido aclamado como un superpoder. Las ofertas de trabajo a menudo lo promocionan como una habilidad deseable, y muchas personas se enorgullecen de su capacidad para manejar múltiples tareas a la vez. Sin embargo, investigaciones recientes en neurociencia y psicología han revelado una verdad sorprendente: el multitasking es un mito.

El cerebro humano no está diseñado para enfocarse en múltiples tareas complejas simultáneamente. Lo que percibimos como multitasking es en realidad un cambio rápido de tareas, y tiene un costo significativo para nuestra productividad y bienestar mental.

Analicemos por qué el multitasking es menos eficiente de lo que pensamos:

El Costo Cognitivo del Cambio de Tarea

Cada vez que cambias de una tarea a otra, tu cerebro necesita tiempo para reenfocarse. Este período, conocido como "costo de cambio", puede durar solo una fracción de segundo, pero se acumula con el tiempo.

Piénsalo así: Imagina que estás cocinando la cena. Estás cortando verduras, pero luego recuerdas que necesitas responder a un correo electrónico. Te lavas las manos, escribes el correo electrónico, y luego vuelves a cortar. Pero ahora has perdido tu ritmo. ¿En qué parte de la receta estabas? ¿Ya le echaste sal? Pasas tiempo extra reorientándote en la tarea.

Esto es lo que sucede en tu cerebro cuando haces multitasking. Estás constantemente reorientándote, y cada cambio consume tu productividad.

Un estudio realizado en la Universidad de California encontró que se tarda un promedio de 23 minutos y 15 segundos en volver a concentrarse completamente en una tarea después de una interrupción. ¡Es mucho tiempo perdido si estás constantemente cambiando entre tareas!

Calidad Reducida del Trabajo Debido a la Atención Dividida

Cuando distribuyes tu atención entre múltiples tareas, no estás dando a ninguna única tarea toda tu capacidad mental. Esta atención dividida a menudo resulta en un trabajo de menor calidad en todas las tareas.

Aquí tienes un ejemplo simple:

Intenta tener una conversación significativa con un amigo mientras navegas por tu teléfono. Puedes captar fragmentos de lo que está diciendo, pero probablemente te perderás detalles importantes o matices en su tono de voz. Ni la conversación ni la actividad en tu teléfono reciben toda tu atención, por lo que ambas sufren.

El mismo principio se aplica a las tareas laborales. Cuando intentas escribir un informe mientras revisas correos electrónicos intermitentemente, tanto tu redacción como tus respuestas a los correos electrónicos probablemente serán menos reflexivas y más propensas a errores.

Mayor Estrés y Fatiga Mental

La multitarea no solo es ineficiente, sino que también es estresante. Cambiar constantemente tu atención crea una sensación de urgencia y presión. Tu cerebro está en alerta máxima, tratando de seguir múltiples hilos de información a la vez.

Este estado de alerta constante puede llevar a:

- Aumento en la producción de hormonas del estrés como el cortisol
- Agotamiento mental
- Dificultad para relajarse o "desconectar" al final del día
- Reducción en la satisfacción laboral general

Con el tiempo, la multitarea crónica puede contribuir al agotamiento y afectar negativamente tu salud mental.

El Impacto de la Multitarea en el Aprendizaje

Para realmente subrayar el punto, veamos un ejemplo del mundo real de cómo la multitarea afecta el rendimiento.

Un estudio realizado en la Universidad de Stanford comparó los resultados de aprendizaje de estudiantes universitarios que realizaban múltiples tareas durante las conferencias con aquellos que se concentraban únicamente en el material de la conferencia. Los resultados fueron reveladores.

El estudio involucró a 263 estudiantes en un curso introductorio de psicología. Los investigadores dividieron a los estudiantes en dos grupos:

1. El grupo de multitarea: A estos estudiantes se les permitió usar laptops y teléfonos inteligentes durante las conferencias para tomar notas y realizar actividades "relacionadas" con el curso.

2. El grupo enfocado: Se les pidió a estos estudiantes que tomaran notas a mano y guardaran todos los dispositivos electrónicos durante las conferencias.

Al final del semestre, los investigadores compararon el rendimiento de los dos grupos. Esto es lo que encontraron:

- El grupo enfocado obtuvo un 17% más en una prueba de comprensión sobre el material de la conferencia.
- Cuando se les pidió aplicar los conceptos que aprendieron a nuevas situaciones, el grupo enfocado superó al grupo de multitarea en un 26%.
- Las notas del grupo enfocado eran más detalladas y mostraban una mejor comprensión del material.
- Los estudiantes del grupo de multitarea reportaron sentirse más estresados y abrumados por el material del curso.

Lo que es particularmente interesante es que muchos estudiantes del grupo de multitarea creían que estaban desempeñándose tan bien como sus compañeros. Esto resalta un punto importante: A menudo somos malos jueces de cuán bien estamos realizando múltiples tareas.

La Ilusión de la Productividad

Entonces, ¿por qué seguimos realizando múltiples tareas si es tan ineficaz? Parte de la razón es que puede crear una ilusión de productividad. Cambiar entre tareas nos hace sentir ocupados y comprometidos. Podemos terminar el día con una larga lista de cosas en las que hemos trabajado, dándonos una sensación de logro.

Pero la cantidad no equivale a calidad. Diez tareas mal hechas a menudo son menos valiosas que tres tareas bien hechas.

Rompiendo el Hábito de la Multitarea

Ahora que entendemos las trampas de la multitarea, ¿cómo podemos romper el hábito? Aquí hay algunas estrategias:

1. Practica la atención plena: Ser más consciente de tus pensamientos y acciones puede ayudarte a detectarte cuando comienzas a realizar múltiples tareas.

2. Usa la Técnica Pomodoro: Trabaja en intervalos de 25 minutos enfocados, seguidos de breves descansos. Esto ayuda a entrenar tu cerebro para concentrarse en una tarea a la vez.

3. Crea un ambiente libre de distracciones: Apaga las notificaciones en tus dispositivos y encuentra un espacio tranquilo para trabajar cuando necesites concentrarte.

4. Prioriza tus tareas: En lugar de intentar hacer todo a la vez, decide qué es lo más importante y aborda esas tareas cuando estés más alerta y enfocado.

5. Sé paciente contigo mismo: Romper el hábito de la multitarea lleva tiempo. No te desanimes si te equivocas de vez en cuando.

Recuerda, el objetivo no es nunca cambiar de tarea. A veces es necesario cambiar de marcha durante el día. La clave es hacerlo intencionalmente, en lugar de intentar manejar múltiples tareas complejas simultáneamente.

Al adoptar el enfoque de una sola tarea, es probable que descubras que no solo haces más, sino que también produces un trabajo de mayor calidad y te sientes menos estresado en el proceso. Es una situación en la que todos ganan que puede mejorar drásticamente tu productividad y bienestar.

TÉCNICAS PARA CULTIVAR HÁBITOS DE UNA SOLA TAREA

En nuestro mundo acelerado, siempre conectado, la capacidad de concentrarse en una tarea a la vez se ha convertido en una habilidad rara y valiosa. Pero no te preocupes, la tarea única no es un talento con el que naces. Es un hábito que puedes desarrollar con práctica y las estrategias adecuadas. Exploremos algunas técnicas efectivas para cultivar hábitos de una sola tarea.

La Técnica Pomodoro: Tu Nuevo Mejor Amigo

Uno de los métodos más populares y efectivos para mejorar el enfoque es la Técnica Pomodoro. Nombrada así por el temporizador de cocina en forma de tomate que su creador usó, este método divide tu trabajo en intervalos enfocados.

Así es como funciona:

1. Elige una tarea en la que quieras trabajar.

2. Pon un temporizador por 25 minutos.

3. Trabaja en la tarea con total enfoque hasta que suene el temporizador.

4. Tómate un breve descanso de 5 minutos.

5. Después de cuatro "pomodoros", toma un descanso más largo de 15-30 minutos.

La belleza de esta técnica radica en su simplicidad. Entrena a tu cerebro para enfocarse por períodos cortos y te ayuda a resistir la tentación de realizar múltiples tareas. Los descansos frecuentes previenen la fatiga mental y te mantienen fresco.

Consejos para hacer que la Técnica Pomodoro funcione para ti:

- Comienza poco a poco. Si 25 minutos te parecen demasiado, comienza con sesiones de 15 minutos y avanza gradualmente.
- Usa un temporizador físico si es posible. El acto de darle cuerda puede ayudar a señalar a tu cerebro que es momento de concentrarse.
- Durante tu pomodoro, si recuerdas algo no relacionado que necesitas hacer, anótalo rápidamente y regresa a tu tarea.

Creando un Ambiente Libre de Distracciones

Tu entorno juega un papel crucial en tu capacidad para concentrarte. Crear un espacio que promueva la concentración puede impulsar significativamente tus esfuerzos de una sola tarea.

Aquí hay algunas estrategias para crear tu entorno ideal de concentración:

1. Despeja tu espacio de trabajo. Un escritorio desordenado puede ser una distracción visual.

2. Usa auriculares con cancelación de ruido o reproduce ruido blanco para bloquear las distracciones auditivas.

3. Apaga las notificaciones en tus dispositivos. ¡Esos pequeños pitidos matan la concentración!

4. Si trabajas en una oficina abierta, intenta encontrar un rincón tranquilo o usa un cartel de "no molestar" cuando necesites concentrarte.

5. Mantén un bloc de notas a mano para anotar cualquier pensamiento fuera de lugar que surja. Esto te permite reconocerlos sin romper tu concentración.

Recuerda, tu entorno ideal puede ser diferente al de otra persona. Experimenta para encontrar lo que mejor funciona para ti.

Ejercicios de Atención Plena para Mejorar la Concentración

La atención plena no es solo una palabra de moda, es una herramienta poderosa para mejorar tu capacidad de concentración. La práctica regular de la atención plena puede mejorar tu conciencia del momento presente y ayudarte a notar cuando tu mente comienza a divagar.

Aquí hay algunos ejercicios simples de atención plena que puedes incorporar en tu día:

1. Enfoque en la Respiración: Reserva 5 minutos para concentrarte únicamente en tu respiración. Cuando tu mente divague (y lo hará), trae suavemente tu atención de vuelta a tu respiración.

2. Escaneo Corporal: Dedica unos minutos a escanear mentalmente tu cuerpo de la cabeza a los pies, notando cualquier sensación sin juzgarla.

3. Comer Conscientemente: Elige una comida al día para comer conscientemente. Presta atención a los sabores, texturas y olores de tu comida.

4. Mindfulness en Tareas Únicas: Elige una tarea simple como lavar los platos o doblar la ropa. Concéntrate completamente en esa tarea, notando cada aspecto de la experiencia.

Estos ejercicios pueden parecer simples, pero pueden tener un impacto profundo en tu capacidad de concentrarte cuando más importa.

Un Día en la Vida de un Multitasker Reformado

Para ver cómo funcionan estas técnicas en práctica, sigamos a Sarah, una gerente de marketing que solía sentirse orgullosa de sus habilidades para realizar múltiples tareas al mismo tiempo. Después de darse cuenta de que la calidad de su trabajo estaba sufriendo y sus niveles de estrés estaban por las nubes, decidió adoptar el enfoque de realizar una sola tarea a la vez.

6:30 AM: Sarah comienza su día con una meditación de mindfulness de 10 minutos. Se concentra en su respiración, redirigiendo suavemente sus pensamientos cuando se desvían hacia su lista de tareas.

7:15 AM: Mientras desayuna, Sarah practica el comer conscientemente. Guarda su teléfono y se enfoca en los sabores y texturas de su comida.

8:30 AM: Al llegar al trabajo, Sarah pasa 15 minutos planificando su día. Identifica sus tareas más importantes y las programa para sus horas de máxima energía.

9:00 AM: Sarah comienza su primera sesión de Pomodoro. Configura su temporizador para 25 minutos y se concentra en redactar un informe crucial. Cuando siente el impulso de revisar su correo electrónico, anota "revisar correo electrónico" en una libreta y vuelve a su tarea.

9:25 AM: Suena el temporizador. Sarah toma un descanso de 5 minutos, estirándose y tomando un vaso de agua.

9:30 AM: Sarah comienza su segundo Pomodoro. Esta vez, aborda los correos electrónicos que anotó anteriormente.

Este patrón continúa a lo largo del día, con Sarah alternando sesiones de trabajo enfocadas con breves descansos.

12:30 PM: Durante su descanso para el almuerzo, Sarah da un breve paseo afuera, practicando mindfulness al prestar atención a su entorno.

2:00 PM: Para una llamada importante con un cliente, Sarah encuentra una sala de reuniones tranquila. Apaga las notificaciones en sus dispositivos y se enfoca únicamente en la conversación.

4:30 PM: Al acercarse el final de la jornada laboral, Sarah reflexiona sobre su progreso. Nota que ha completado más trabajo de alta calidad que de costumbre y se siente menos estresada.

6:00 PM: En casa, Sarah resiste la tentación de ver televisión mientras revisa las redes sociales. En cambio, elige leer un libro, dándole toda su atención.

Los Resultados

Después de un mes practicando estas técnicas de realizar una sola tarea a la vez, Sarah nota cambios significativos:

- Su calidad de trabajo ha mejorado, con menos errores y más ideas innovadoras.
- Se siente menos estresada y más en control de su jornada laboral.
- Sus colegas han comentado sobre su mayor atención en las reuniones.
- Duerme mejor por la noche, ya no siente la necesidad de manejar mentalmente múltiples tareas.
- Su satisfacción laboral general ha aumentado ya que se siente más productiva y realizada.

Abrazar el Enfoque de una Sola Tarea: Es un Viaje, No un Destino

Como ilustra la historia de Sarah, convertirse en un profesional de realizar una sola tarea a la vez no ocurre de la noche a la mañana. Es una habilidad que requiere práctica constante y paciencia. Habrá días en los que volverás a los hábitos de realizar múltiples tareas, y está bien. La clave es notar cuándo sucede y guiarte suavemente de vuelta a enfocarte en una tarea a la vez.

Recuerda, el objetivo no es nunca cambiar de tarea. A veces necesitas cambiar de marcha durante el día. El objetivo es hacerlo intencionalmente, en lugar de intentar manejar múltiples tareas complejas simultáneamente.

Comienza poco a poco. Tal vez empieza con una sesión de Pomodoro al día, o comprométete a comer una comida conscientemente. A medida que experimentes los beneficios de realizar una sola tarea, probablemente te encontrarás naturalmente queriendo hacerlo más a menudo.

Además, sé amable contigo mismo en este proceso. Nuestros cerebros han sido condicionados por años de multitarea y estimulación constante. Reentrenarlos requiere tiempo y esfuerzo. Celebra tus pequeñas victorias y no te desanimes por los contratiempos.

Al aplicar consistentemente estas técnicas - la Técnica Pomodoro, crear un entorno libre de distracciones y practicar mindfulness - desarrollarás gradualmente hábitos más fuertes de realizar una sola tarea a la vez. Con el tiempo, probablemente descubrirás que no solo eres más productivo, sino que también estás más satisfecho con tu trabajo y menos estresado en general.

Entonces, ¿estás listo para unirte a Sarah en el viaje de realizar una sola tarea a la vez? ¡Tu yo más enfocado y productivo te está esperando!

GESTIONANDO EXPECTATIVAS Y COMUNICANDO LÍMITES

En nuestro mundo hiperconectado, mantener el enfoque no se trata solo de disciplina personal. También se trata de gestionar las expectativas de quienes nos rodean y establecer límites claros. Esto es especialmente crucial en los entornos laborales, donde las interrupciones pueden ser frecuentes y aparentemente inevitables. Exploremos cómo podemos gestionar efectivamente las expectativas y comunicar límites para apoyar nuestros esfuerzos en realizar una sola tarea a la vez.

Técnicas para Declinar Interrupciones Educadamente

Uno de los mayores desafíos para mantener el enfoque es lidiar con interrupciones inesperadas. Ya sea un compañero de trabajo que se detiene en tu escritorio para una "charla rápida" o una avalancha de correos electrónicos no urgentes, estas interrupciones pueden desviar tu concentración. Aquí hay algunas técnicas para declinar interrupciones educada pero firmemente:

1. El Enfoque de Diferir y Programar: Cuando alguien te interrumpe, reconoce su solicitud pero pospónla para un momento posterior. Por ejemplo, "Estoy en medio de algo ahora, pero estaría encantado de discutir esto a las 2 PM. ¿Te parece bien?"

2. El Método de Redirección: Si es posible, señala a la persona hacia otro recurso que podría ayudarle. "Estoy enfocado en una fecha límite ahora, pero creo que Sarah podría asistirte con eso. ¿Has intentado preguntarle a ella?"

3. La Política de Honestidad: A veces, ser directo es el mejor enfoque. "Estoy trabajando en una tarea crítica ahora y necesito mantenerme enfocado. ¿Podemos hablar de esto mañana por la mañana?"

4. La Señal de No Molestar: Usa señales visuales (más sobre esto más tarde) para indicar cuando estás en modo de enfoque profundo y no puedes ser interrumpido.

Recuerda, la clave es ser educado pero firme. La mayoría de las personas respetarán tus límites si los comunicas clara y consistentemente.

Programar Tiempos de Comunicación Dedicados

Para reducir la necesidad de interrupciones constantes, intenta implementar tiempos de comunicación dedicados en tu horario. Este enfoque te permite mantenerte receptivo a tu equipo o clientes mientras proteges tu tiempo de enfoque.

Así es como podrías estructurarlo:

- Revisiones de Correo Electrónico: En lugar de monitorear constantemente tu bandeja de entrada, programa 2-3 momentos específicos durante el día para revisar y responder correos electrónicos.
- Horas de Oficina: Destina "horas de oficina" cuando estés disponible para preguntas o discusiones espontáneas. Comunica estas horas a tu equipo.
- Bloques de Reuniones: Intenta agrupar tus reuniones en bloques, dejando períodos más largos de tiempo libre para trabajo enfocado.
- Cierre del Día: Usa los últimos 30 minutos de tu jornada laboral para comunicarte con tu equipo, abordar asuntos urgentes y planificar el día siguiente.

Al crear esta estructura, estás estableciendo expectativas claras sobre cuándo estás disponible para la comunicación y cuándo necesitas tiempo de enfoque ininterrumpido.

Usar Señales Visuales para Indicar Períodos de Trabajo Enfocado

Las señales visuales pueden ser una forma poderosa de comunicar tu necesidad de enfoque sin decir una palabra. Aquí tienes algunas ideas:

- Banderas o Luces de Colores: Usa una pequeña bandera o luz en tu escritorio. Verde podría significar "Estoy disponible," amarillo "Estoy trabajando pero se me puede interrumpir si es importante," y rojo "Por favor, no molestar a menos que sea una emergencia."

- Auriculares: Muchas oficinas usan la regla no escrita de que llevar auriculares indica una necesidad de tiempo de concentración.
- Señales de No Molestar: Un simple cartel de "Tiempo de Concentración en Progreso" puede ser efectivo, especialmente si todos en el equipo los usan.
- Indicadores de Estado: Si tu equipo utiliza software de chat, actualiza tu estado para reflejar cuando estás en modo de concentración profunda.

La clave es asegurarse de que todos en tu equipo entiendan y respeten estas señales visuales.

Anecdota: La Experiencia de un Líder de Equipo con Horas de "No Interrupciones"

Veamos cómo estas estrategias podrían desarrollarse en un escenario del mundo real. Conozcamos a Alex, un líder de equipo en una animada agencia de marketing.

Alex notó que su equipo estaba teniendo problemas con la productividad. A pesar de trabajar largas horas, los proyectos a menudo estaban retrasados y la calidad del trabajo estaba sufriendo. Después de algunas investigaciones, Alex se dio cuenta de que las interrupciones constantes eran un gran culpable. Los miembros del equipo estaban tan ocupados respondiendo correos electrónicos, reuniones improvisadas y "preguntas rápidas" que rara vez tenían tiempo para un trabajo profundo y enfocado.

Decidido a cambiar esto, Alex decidió implementar horas de "no interrupciones" en su oficina. Así es como lo hizo:

1. Reunión de Equipo: Alex convocó una reunión de equipo para discutir el problema. Explicó el concepto de trabajo profundo y cómo las interrupciones afectan la productividad. Lo importante es que obtuvo el apoyo del equipo al involucrarlos en el proceso de planificación.

2. Establecimiento de Reglas: Juntos, establecieron reglas para las horas de no interrupciones:

- Dos bloques de 2 horas cada día se designarían como tiempo de no interrupciones.
- Durante estas horas, los miembros del equipo usarían banderas rojas en sus escritorios para indicar que no deben ser molestados.
- Si alguien tenía un asunto urgente, lo escribiría y lo abordaría después del tiempo de concentración.
- Las notificaciones de correo electrónico y chat se desactivarían durante estas horas.

3. Plan de Comunicación: Alex trabajó con el equipo para crear un plan de comunicación. Establecieron "horarios de oficina" cuando los miembros del equipo estarían disponibles para preguntas y discusiones. También establecieron un sistema para asuntos realmente urgentes.

4. Señales Visuales: El equipo creó un gran cartel para la entrada de la oficina que mostraba cuando las horas de no interrupciones estaban en efecto. También añadieron un calendario compartido que mostraba estas horas.

5. Periodo de Prueba: Acordaron probar este sistema durante un mes y luego reevaluarlo.

La primera semana fue desafiante. Los miembros del equipo tenían que resistir la tentación de revisar correos electrónicos o acercarse al escritorio de un colega con una "pregunta rápida." Pero para la segunda semana, comenzaron a ver los beneficios.

Después de un mes, los resultados fueron claros:

- Las líneas de tiempo de los proyectos mejoraron, con la mayoría de los proyectos completándose a tiempo o antes de lo previsto.
- La calidad del trabajo aumentó, con clientes comentando sobre la mejorada creatividad y atención al detalle.
- Los miembros del equipo reportaron sentirse menos estresados y más satisfechos con su trabajo.
- A pesar de las horas de "no molestar," la comunicación dentro del equipo realmente mejoró. Cuando tenían discusiones, eran más enfocadas y productivas.
- Sorprendentemente, el equipo descubrió que a menudo podían salir del trabajo a tiempo, ya que eran más productivos durante el día.

Animado por estos resultados, Alex y el equipo decidieron hacer de las horas de no interrupciones una parte permanente de su cultura laboral. Continuaron refinando el sistema, ajustando las horas según los comentarios del equipo y las necesidades del proyecto.

Un beneficio inesperado fue que este sistema ayudó a los miembros junior del equipo a volverse más independientes. En lugar de pedir ayuda inmediatamente, aprendieron a resolver problemas por su cuenta, sabiendo que siempre podían discutir los problemas durante los tiempos de comunicación designados.

El éxito del equipo de Alex no pasó desapercibido. Otros departamentos de la agencia comenzaron a adoptar prácticas similares, lo que llevó a un cambio en toda la empresa en cómo abordaban el trabajo y la comunicación.

Lecciones de la Experiencia de Alex

La historia de Alex destaca varios puntos importantes sobre la gestión de expectativas y la comunicación de límites:

1. Involucra al Equipo: Al involucrar a su equipo en el proceso de planificación, Alex aseguró el apoyo y el compromiso con el nuevo sistema.

2. Comunicación Clara: Las reglas y expectativas fueron claramente comunicadas, tanto dentro del equipo como a otros que podrían interactuar con ellos.

3. Señales Visuales: El uso de banderas, carteles y calendarios compartidos facilitó que todos supieran cuándo estaban en efecto las horas de no interrupciones.

4. Flexibilidad: Aunque establecieron límites firmes, también crearon sistemas para manejar asuntos verdaderamente urgentes.

5. Reevaluación: La disposición para probar el sistema durante un mes y luego reevaluar les permitió refinar y mejorar su enfoque.

Implementando Tus Propios Límites

Aunque la historia de Alex tiene lugar en un entorno de oficina, estos principios pueden aplicarse en varios entornos de trabajo, incluidos los remotos o híbridos. La clave es comunicar claramente tus necesidades, usar señales visuales cuando sea posible y ser consistente en mantener tus límites.

Recuerda, establecer límites no se trata de estar indisponible o de ser poco cooperativo. Se trata de crear las condiciones que te permitan hacer tu mejor trabajo. Cuando puedes concentrarte profundamente sin interrupciones constantes, probablemente descubrirás que eres más productivo, creativo y satisfecho con tu trabajo.

Puede sentirse incómodo al principio afirmar estos límites, especialmente si estás acostumbrado a estar constantemente disponible. Pero con práctica y comunicación clara, descubrirás que la mayoría de las personas respetarán tu necesidad de tiempo de trabajo enfocado. De hecho, podrías inspirar a otros a adoptar prácticas similares, llevando a un entorno de trabajo más productivo y menos estresante para todos.

Así que, toma una página del libro de Alex. Evalúa tu entorno de trabajo, involucra a tus colegas en el proceso y comienza a establecer esos límites. ¡Tu yo futuro, más enfocado y productivo, te lo agradecerá!

CELEBRANDO PEQUEÑOS LOGROS EN EL MONOTAREA

Mientras hemos explorado el poder del monotarea y su impacto en la productividad, es crucial reconocer y celebrar el progreso que hacemos en el camino. Desarrollar nuevos hábitos, especialmente aquellos que van en contra de nuestra cultura de multitarea, puede ser un desafío. Por eso, reconocer y recompensar nuestros pequeños logros es tan importante. Vamos a sumergirnos en cómo podemos celebrar nuestros logros en el monotarea y usarlos como motivación para seguir mejorando.

Mantener un Diario de Enfoque para Rastrear el Progreso

Una de las formas más efectivas de celebrar tus logros en el monotarea es manteniendo un diario de enfoque. Esto no tiene que ser un diario elaborado – un simple cuaderno o documento digital servirá. La clave es la consistencia en registrar tus experiencias y progresos.

Así es como puedes estructurar tu diario de enfoque:

1. Entrada Diaria: Al final de cada día, anota:

- Cuántas sesiones de trabajo enfocadas completaste
- Qué tareas lograste durante estas sesiones
- Cualquier desafío que enfrentaste y cómo los superaste
- Cómo te sentiste durante y después de tus períodos de trabajo enfocado

2. Revisión Semanal: Al final de cada semana, reflexiona sobre:

- Tus momentos más exitosos de monotarea
- Áreas donde tuviste dificultades
- Patrones o ideas que has notado sobre tus hábitos de enfoque
- Metas para la próxima semana

3. Evaluación Mensual: Una vez al mes, toma una mirada más amplia:

- Compara tu progreso con el mes anterior
- Identifica tus mayores mejoras
- Establece nuevos desafíos o metas para ti mismo

Al llevar un diario de manera constante, creas un registro tangible de tu progreso. Esto puede ser increíblemente motivador, especialmente en días cuando sientes que no estás avanzando. Mirar hacia atrás y ver de dónde comenzaste puede proporcionar un poderoso impulso y recordarte lo lejos que has llegado.

Compartiendo Logros con Socios de Responsabilidad

Aunque el seguimiento personal es valioso, compartir tus logros con otros puede amplificar tu sentido de logro y proporcionar motivación extra. Un socio de responsabilidad o grupo puede ofrecer apoyo, aliento y, a veces, un poco de competencia amistosa.

Aquí hay algunas formas de incorporar socios de responsabilidad en tu viaje de enfoque en una sola tarea:

1. Revisiones Semanales: Establece un momento regular para comunicarte con tu(s) socio(s) de responsabilidad. Esto podría ser una rápida videollamada o incluso un intercambio de mensajes de texto donde compartas tus logros y desafíos.

2. Establecimiento de Metas Compartidas: Trabaja con tu(s) socio(s) para establecer metas mutuas. Por ejemplo, ambos podrían apuntar a completar tres sesiones de 2 horas de enfoque en una sola tarea en una semana.

3. Rituales de Celebración: Crea una forma divertida de celebrar los logros de cada uno. Esto podría ser tan simple como enviar un saludo virtual o tan elaborado como invitarse a un café cuando alcancen un hito.

4. Sesiones de Solución de Problemas: Usa tus relaciones de responsabilidad para intercambiar ideas y soluciones cuando encuentres obstáculos en tu práctica de enfoque en una sola tarea.

Recuerda, el objetivo no es competir ni compararte con otros, sino crear una comunidad de apoyo que fomente el crecimiento de todos.

Recompensarte por Períodos Sostenidos de Trabajo Enfocado

Aunque la mayor productividad y la reducción del estrés al enfocarse en una sola tarea son recompensas en sí mismas, puede ser motivador crear un sistema de recompensas más tangible por tus esfuerzos. La clave es elegir recompensas que sean significativas para ti y proporcionales al logro.

Aquí tienes algunas ideas para un sistema de recompensas:

1. Pequeñas Recompensas Diarias: Por completar tus sesiones planificadas de enfoque en una sola tarea en un día, date un pequeño gusto. Esto podría ser disfrutar de un snack favorito, dar un corto paseo en la naturaleza, o pasar 15 minutos en un pasatiempo que amas.

2. Recompensas Semanales: Si cumples con tus metas de enfoque en una sola tarea durante la semana, recompénsate con algo más sustancial. Quizás sea ver un episodio de tu programa favorito, tomar un baño relajante, o darte una buena comida.

3. Hitos Mensuales: Para logros mayores, como mantener tu práctica de enfoque en una sola tarea durante un mes completo, considera recompensas más grandes. Esto podría ser comprarte algo que has estado queriendo, hacer una excursión de un día, o disfrutar de un día de spa.

4. Recompensas Progresivas: Crea un sistema de recompensas escalonado donde los premios mejoren a medida que tus rachas de enfoque en una sola tarea se alarguen. Esto puede proporcionar motivación extra para mantener tu práctica a lo largo del tiempo.

Recuerda, el propósito de estas recompensas es reforzar tus nuevos hábitos y hacer el proceso agradable. Elige recompensas que realmente te entusiasmen y te hagan esperar con ansias tus sesiones de trabajo enfocado.

El Club del Desafío de Enfoque en una Sola Tarea

Para ver cómo estas estrategias de celebración pueden funcionar en la práctica, veamos un grupo de profesionales que formaron un club de "Desafío de Enfoque en una Sola Tarea". Este grupo, compuesto por cinco amigos de diferentes campos profesionales, se comprometió a mejorar sus hábitos de enfoque durante un período de tres meses.

Aquí está cómo estructuraron su desafío:

1. Metas Individuales: Cada miembro estableció metas personales de enfoque en una sola tarea basadas en sus demandas laborales y hábitos actuales. Por ejemplo, Alex, un desarrollador de software, se propuso completar cuatro sesiones de codificación ininterrumpida de 90 minutos por semana.

2. Revisiones Semanales: El grupo se reunía por videollamada cada domingo por la noche para compartir su progreso, discutir desafíos y establecer metas para la próxima semana.

3. Diario Compartido: Crearon un documento en línea compartido donde cada miembro registraba sus logros diarios de enfoque en una sola tarea y reflexiones.

4. Desafíos Mensuales: Al inicio de cada mes, el grupo establecía un desafío colectivo. Por ejemplo, en el segundo mes, todos se comprometieron a tener almuerzos "sin teléfono" para practicar la alimentación consciente y evitar distracciones.

5. Sistema de Celebración: Implementaron un sistema de puntos, otorgándose puntos por sesiones de enfoque completadas, metas logradas y desafíos superados. Al final de cada mes, la persona con más puntos elegía una actividad grupal para su próxima reunión en persona.

Durante los tres meses, el grupo documentó su progreso y apoyó el crecimiento de cada uno. Aquí están algunos de sus resultados clave:

- Mayor Productividad: Todos los miembros reportaron mejoras significativas en su producción laboral. María, una diseñadora gráfica, descubrió que completaba proyectos en aproximadamente el 70% del tiempo que le tomaba anteriormente.
- Reducción del Estrés: El grupo notó una disminución colectiva en el estrés relacionado con el trabajo. Atribuyeron esto a sentirse más en control de su tiempo y menos abrumados por el cambio constante de tareas.
- Efectos de Ondulación: Varios miembros encontraron que su mejor enfoque en el trabajo llevó a un mejor equilibrio entre trabajo y vida personal. Pudieron salir del trabajo a tiempo con más frecuencia, habiendo cumplido sus tareas clave durante sesiones de enfoque.
- Formación de Hábitos: Al final de los tres meses, el enfoque en una sola tarea se había vuelto una segunda naturaleza para la mayoría del grupo. Se encontraron automáticamente

bloqueando distracciones y estableciéndose en trabajo enfocado más fácilmente.

- Mayor Satisfacción Laboral: Un beneficio inesperado fue que la mayoría de los miembros reportaron disfrutar más su trabajo. La sensación de flujo que lograron durante las sesiones de enfoque en una sola tarea les recordó por qué eligieron sus carreras en primer lugar.
- Construcción de Comunidad: El desafío acercó al grupo. Continuaron con sus revisiones semanales incluso después de que terminó el desafío oficial, apoyando el crecimiento continuo de cada uno.

Una historia particularmente inspiradora vino de Jamal, un gerente de marketing que siempre se había enorgullecido de su capacidad de multitarea. Inicialmente escéptico, descubrió que el enfoque en una sola tarea le permitía producir un trabajo de mayor calidad e impresionar más a sus jefes que con su anterior enfoque de "siempre activo".

El éxito del grupo los inspiró a compartir su experiencia con colegas, lo que llevó a que surgieran desafíos de enfoque en una sola tarea en sus respectivos lugares de trabajo.

Resumen de Puntos Clave

- La multitarea a menudo lleva a una disminución de la eficiencia y un aumento del estrés.
- Cultivar hábitos de enfoque en una sola tarea requiere técnicas específicas y práctica constante.
- Establecer límites y gestionar expectativas es esencial para mantener el enfoque.
- Celebrar el progreso refuerza hábitos positivos y motiva la mejora continua.
- Usar herramientas como diarios de enfoque, socios de responsabilidad y sistemas de recompensas puede

aumentar significativamente tu éxito en el enfoque en una sola tarea.

Pasos a Seguir

1. Elige una tarea mañana para completar usando un enfoque en una sola tarea. Comienza pequeño – ¡incluso 25 minutos de trabajo enfocado es una victoria!

2. Identifica tus mayores distracciones y crea un plan para minimizarlas durante los períodos de trabajo enfocado. Esto podría implicar apagar notificaciones, encontrar un espacio de trabajo tranquilo, o comunicar tu necesidad de tiempo sin interrupciones a otros.

3. Practica comunicar tu necesidad de tiempo ininterrumpido a colegas o familiares. Recuerda, la comunicación clara y educada es clave.

4. Comienza un diario de enfoque para seguir tu progreso en la tarea única y celebrar tus logros. Recuerda, ¡ningún logro es demasiado pequeño para celebrar!

Al concluir este capítulo sobre el poder de la tarea única, es importante recordar que desarrollar estos hábitos es un viaje, no un destino. Celebra tu progreso, aprende de tus desafíos, y sigue avanzando. Tu capacidad para concentrarte profundamente en una tarea a la vez es un superpoder en el mundo distraído de hoy: nútrelo y observa cómo transforma tu productividad y bienestar.

7
APROVECHANDO LOS ESTADOS DE FLUJO

ENTENDIENDO LA PSICOLOGÍA DEL FLUJO

Entender la psicología del flujo es crucial para cualquiera que busque mejorar su enfoque y productividad. El flujo, a menudo descrito como estar "en la zona", es un estado mental donde estás completamente absorto en lo que estás haciendo. Es como cuando estás tan inmerso en un buen libro que te olvidas de todo lo demás a tu alrededor.

Vamos a sumergirnos en el fascinante mundo del flujo y ver cómo puede transformar tu trabajo y tu vida.

Mihaly Csikszentmihalyi, un psicólogo húngaro-americano, es el tipo que puso el flujo en el mapa. Pasó años estudiando qué hace a las personas verdaderamente felices y realizadas. Lo que encontró fue bastante interesante.

Csikszentmihalyi descubrió que las personas son más felices cuando están en un estado de flujo. Son esos momentos en los que estás tan concentrado en una tarea que pierdes la noción del tiempo y te olvidas de tus propias necesidades. Ya sabes, como cuando estás jugando tu videojuego favorito y de repente te das cuenta de que son las 3 AM.

Pero el flujo no se trata solo de divertirse. Es una herramienta poderosa para hacer las cosas y sentirse bien al respecto.

Así es como se ve el flujo:

- Estás completamente concentrado en la tarea en cuestión
- Pierdes la conciencia de ti mismo y de tu entorno
- El tiempo parece volar o ralentizarse
- Sientes un sentido de control y confianza
- La actividad en sí misma se vuelve gratificante

Ahora, podrías estar preguntándote, "¿Cómo entro en este increíble estado de flujo?" Si son demasiado fáciles, te aburrirás. Si son demasiado difíciles, te frustrarás. Pero cuando la dificultad es la justa - lo suficientemente desafiante para mantenerte interesado pero no tan difícil que te den ganas de rendirte - ahí es donde sucede la magia.

Este equilibrio es clave para entrar en flujo. Necesitas empujarte un poco más allá de tu zona de confort, pero no tanto que te sientas abrumado.

Vamos a desglosarlo:

1. Demasiado fácil = aburrimiento

2. Demasiado difícil = ansiedad

3. Justo = flujo

¡Es como Ricitos de Oro encontrando la papilla perfecta!

Ahora, pongámonos un poco nerd y hablemos de lo que sucede en tu cerebro durante el flujo.

Cuando estás en flujo, tu cerebro pasa por algunos cambios bastante sorprendentes. Es como si tu mente se convirtiera en una máquina bien engrasada, funcionando al máximo.

Esto es lo que está sucediendo allí arriba:

- Tu corteza prefrontal, la parte de tu cerebro responsable de la autoconciencia, se apaga temporalmente. Por eso dejas de preocuparte por cómo te ves o lo que otros piensan de ti.
- Tu cerebro libera un cóctel de químicos que te hacen sentir bien, como la dopamina, la norepinefrina y las endorfinas. Estos te hacen sentir alerta, motivado y simplemente increíble.
- Tus ondas cerebrales cambian. Produces más ondas alfa, que están asociadas con la relajación y la creatividad.

¡Es como si tu cerebro te estuviera dando una droga para mejorar el rendimiento, pero es totalmente natural!

Para entender realmente cómo se siente el flujo, escuchemos a alguien que lo experimenta regularmente.

～

Sarah es una violinista profesional que ha estado tocando durante más de 20 años. Ha actuado en algunas de las salas de conciertos más prestigiosas del mundo. Pero no son los aplausos o los lugares elegantes lo que la mantienen en marcha. Es el flujo.

"Hay un momento," explica Sarah, "en el que todo simplemente... encaja. No estoy pensando en las notas o mis dedos o el público. Simplemente... estoy tocando. Es como si la música fluyera a través de mí, no desde mí."

Sarah describe una actuación reciente donde experimentó un estado de flujo particularmente intenso:

"Era una pieza desafiante, una que había estado practicando durante meses. Al comenzar a tocar, me sentí un poco nerviosa. Pero luego, algo cambió. De repente, ya no era Sarah la violinista. Simplemente era... la música."

Ella continúa describiendo cómo su sentido del tiempo se distorsionó:

"Lo que parecieron ser unos minutos resultaron ser todo el concierto de 45 minutos. Cuando terminé de tocar, me sorprendió ver cuánto tiempo había pasado. Se sintió como si hubiera estado en otro mundo."

La experiencia de Sarah destaca dos aspectos clave del flujo:

1. Pérdida de autoconciencia: Se olvidó de sí misma y se convirtió en una con la música.

2. Sentido distorsionado del tiempo: Lo que sintió como minutos fue en realidad mucho más.

Estas experiencias no son exclusivas de los músicos. Los atletas a menudo describen estar "en la zona" durante momentos cruciales. Los escritores hablan de palabras que fluyen sin esfuerzo en la página. Los programadores se pierden durante horas en líneas de código.

La belleza del flujo es que no está reservado para profesionales o expertos. Cualquiera puede experimentarlo, desde un niño construyendo con Legos hasta un jardinero podando sus plantas.

Entonces, ¿cómo puedes aumentar tus posibilidades de entrar en flujo? Aquí hay algunos consejos:

1. Elige tareas desafiantes pero alcanzables

2. Minimiza las distracciones

3. Establece metas claras

4. Consigue suficiente sueño y ejercicio

5. Practica la atención plena

6. Encuentra un trabajo que te apasione

Recuerda, el flujo no es algo que puedas forzar. Es más como un animal tímido: creas las condiciones adecuadas y esperas que aparezca.

Ahora, podrías estar pensando, "Todo esto del flujo suena genial, pero ¿realmente es tan importante?" ¡La respuesta es un rotundo sí!

Las investigaciones han demostrado que las personas que experimentan flujo regularmente son más felices, más productivas y más creativas. También son mejores para lidiar con el estrés y tienen un sentido de propósito más fuerte.

Pero el flujo no se trata solo de beneficios individuales. Puede transformar organizaciones enteras. Las empresas que fomentan estados de flujo entre sus empleados ven un aumento en la productividad, la innovación y la satisfacción laboral.

Imagina un lugar de trabajo donde todos están completamente comprometidos, haciendo su mejor trabajo y disfrutándolo. Ese es el poder del flujo.

Por supuesto, como cualquier cosa buena, el flujo tiene sus posibles desventajas. Puede ser tan agradable que las personas se vuelven adictas al estado, descuidando otros aspectos importantes de sus vidas. El equilibrio, como siempre, es clave.

Al concluir esta sección, recapitulemos los puntos principales:

- El flujo es un estado de rendimiento máximo y disfrute
- Ocurre cuando hay un equilibrio entre el desafío y la habilidad

- Durante el flujo, tu cerebro experimenta cambios significativos
- Cualquiera puede experimentar el flujo, no solo los expertos
- Las experiencias regulares de flujo pueden llevar a una mayor felicidad y productividad

Entender el flujo es solo el primer paso. La verdadera magia ocurre cuando comienzas a aplicar este conocimiento en tu propia vida y trabajo.

Recuerda, dominar el flujo es un viaje, no un destino. Requiere práctica y paciencia. Pero las recompensas - mayor enfoque, productividad y alegría - valen bien la pena el esfuerzo.

Entonces, ¿estás listo para sumergirte en el flujo?

IDENTIFICACIÓN DE LOS DESENCADENANTES PERSONALES DEL FLUJO

Identificar los desencadenantes personales del flujo es como encontrar la llave secreta para desbloquear tu máximo rendimiento. Se trata de averiguar qué te motiva, qué te pone en la zona y qué te ayuda a hacer tu mejor trabajo. Vamos a sumergirnos en este fascinante tema y explorar cómo puedes descubrir tus propios desencadenantes del flujo.

Piensa en los desencadenantes del flujo como los ingredientes de tu receta perfecta de enfoque. La receta de cada uno es un poco diferente, pero hay algunos ingredientes comunes que funcionan para muchas personas. Analizaremos tres tipos principales de desencadenantes del flujo: ambientales, psicológicos y físicos.

Desencadenantes Ambientales

Tu entorno juega un papel importante en cuán bien puedes concentrarte. Algunas personas trabajan mejor en una cafetería bulliciosa, mientras que otras necesitan completo silencio. Se trata de encontrar lo que funciona para ti.

Aquí hay algunos factores ambientales a considerar:

- Espacio de trabajo: ¿Prefieres un escritorio ordenado o un poco de caos creativo?
- Iluminación: ¿Brillante y energizante o suave y acogedora?
- Sonido: ¿Silencio, ruido blanco o música de fondo?
- Temperatura: ¿Fresca y nítida o cálida y cómoda?
- Aromas: Algunas personas encuentran que ciertos olores les ayudan a concentrarse

No tengas miedo de experimentar. Tal vez trabajes mejor con una vela perfumada encendida, o quizás necesites una vista de la naturaleza para entrar en la zona.

La música merece una mención especial aquí. Para muchas personas, las melodías adecuadas pueden ser un poderoso desencadenante del flujo. Pero no cualquier música servirá. Los estudios muestran que la música instrumental tiende a funcionar mejor para la mayoría de las personas. Las letras pueden distraer cuando intentas concentrarte en tareas complejas.

Prueba diferentes géneros y ve qué funciona para ti. Algunas personas juran por la música clásica, mientras que otras prefieren sonidos electrónicos ambientales o incluso bandas sonoras de videojuegos.

Desencadenantes Psicológicos

Ahora hablemos de lo que está sucediendo en tu cabeza. Tu mentalidad y enfoque hacia las tareas pueden marcar una gran diferencia en cuán fácilmente entras en un estado de flujo.

Aquí hay algunos desencadenantes psicológicos a considerar:

- Metas claras: Saber exactamente qué estás tratando de lograr
- Retroalimentación inmediata: Poder ver tu progreso mientras trabajas
- Equilibrio desafío-habilidad: Tareas que te empujan justo más allá de tu zona de confort
- Sensación de control: Sentir que tienes autonomía sobre tu trabajo
- Concentración profunda: Minimizar distracciones y enfocarse intensamente
- Pérdida de autoconciencia: Olvidarte de ti mismo y sumergirte en la tarea

Una forma efectiva de establecer metas claras es dividir proyectos grandes en tareas más pequeñas y manejables. Esto te da una sensación de progreso y logro a medida que marcas cada elemento.

La retroalimentación inmediata puede provenir de ver cómo tu trabajo toma forma, como ver el código cobrar vida mientras programas, o ver las palabras aparecer en la página mientras escribes. También puede provenir de herramientas que rastrean tu progreso o de controles regulares con compañeros de equipo o mentores.

El equilibrio desafío-habilidad es crucial. Si una tarea es demasiado fácil, te aburrirás. Si es demasiado difícil, te frustrarás. El punto óptimo es cuando es lo suficientemente desafiante como para mantenerte comprometido y creciendo.

Desencadenantes Físicos

Tu cuerpo juega un papel importante en tu estado mental. Los desencadenantes físicos pueden ayudar a preparar tu cuerpo y mente para el flujo.

Algunos desencadenantes físicos para explorar:

- Ejercicio: Un entrenamiento rápido antes de una sesión de enfoque puede energizarte
- Movimiento: Algunas personas piensan mejor mientras caminan o están de pie
- Ejercicios de respiración: La respiración profunda puede ayudar a calmarte y centrarte
- Posturas de poder: Ciertas posturas corporales pueden aumentar la confianza
- Hidratación y nutrición: Mantenerse hidratado y bien alimentado apoya la función cerebral

No subestimes el poder de un buen estiramiento o una caminata enérgica alrededor de la cuadra antes de concentrarte en el trabajo. Estas actividades físicas pueden señalar a tu cerebro que es hora de enfocarse.

Ahora, escuchemos a alguien que ha pasado por el proceso de descubrir sus desencadenantes personales del flujo.

∿

Alex es un desarrollador de software que luchaba por mantener la concentración y la productividad. A menudo se sentía distraído y frustrado, incapaz de entrar en un buen flujo de trabajo. Decidido a mejorar, decidió experimentar con diferentes entornos de trabajo y rutinas para encontrar sus desencadenantes personales del flujo.

"Comencé prestando atención a cuando me sentía más concentrado y productivo," explica Alex. "Noté que mi mejor trabajo a menudo ocurría por la mañana, así que decidí aprovechar esas horas al máximo."

Alex experimentó con diferentes configuraciones de espacio de trabajo:

"Probé trabajar en casa, en cafeterías y en la oficina. Descubrí que trabajo mejor en una oficina en casa limpia y minimalista con mucha luz natural. El desorden parece desordenar mi mente también."

También jugó con diferentes entornos de sonido:

"Solía pensar que necesitaba completo silencio, pero descubrí que el low-fi hip hop realmente me ayuda a concentrarme. Hay algo en el ritmo constante que me mantiene en una rutina."

Alex descubrió que las metas claras eran cruciales para él:

"Comencé cada día escribiendo mis tres principales prioridades. Este simple acto me ayudó a mantenerme enfocado y evitar desviarme con tareas menos importantes."

La actividad física también resultó ser un poderoso desencadenante:

"Empecé a salir a correr un poco antes del trabajo. Me despeja la mente y me energiza para el día. También invertí en un escritorio de pie, lo que me ayuda a mantenerme alerta durante largas sesiones de codificación."

Un desencadenante inesperado que Alex descubrió fue el aroma de la menta:

"Ahora tengo una planta de menta en mi escritorio. El olor fresco y nítido me ayuda a mantenerme alerta y concentrado."

A través de sus experimentos, Alex creó una rutina de flujo personalizada:

1. Carrera matutina

2. Ducha y desayuno saludable

3. Escribir las 3 principales prioridades del día

4. Preparar el espacio de trabajo: escritorio limpio, abrir cortinas, regar planta de menta

5. Poner lista de reproducción de low-fi hip hop

6. Comenzar a trabajar con una sesión enfocada de 90 minutos

"La diferencia ha sido de noche y día," dice Alex. "Estoy logrando más en menos tiempo, y en realidad disfruto más mi trabajo. Es como si hubiera desbloqueado un superpoder que no sabía que tenía."

La historia de Alex muestra que encontrar tus desencadenantes del flujo es un viaje personal. Lo que funciona para una persona puede no funcionar para otra. La clave es experimentar y prestar atención a lo que te ayuda a concentrarte mejor.

Entonces, ¿cómo puedes comenzar a identificar tus propios desencadenantes del flujo? Aquí hay algunos pasos para comenzar:

1. Lleva un diario de enfoque: Anota cuándo te sientes más concentrado y qué condiciones llevaron a ese estado.

2. Experimenta con diferentes entornos: Prueba trabajar en diferentes lugares y configuraciones.

3. Juega con tu horario: ¿Eres una persona madrugadora o nocturna? Encuentra tus horas pico.

4. Prueba diferentes tipos de música o ruido de fondo.

5. Experimenta con actividades físicas antes o durante el trabajo.

6. Prueba diferentes técnicas de establecimiento de metas y gestión de tareas.

7. Presta atención a tu estado físico: ¿Cómo afectan factores como el sueño, la dieta y el ejercicio a tu concentración?

Recuerda, encontrar tus desencadenantes del flujo es un proceso continuo. Lo que funciona para ti puede cambiar con el tiempo, por lo que es bueno reevaluar periódicamente.

A medida que descubras tus desencadenantes personales del flujo, es probable que notes mejoras en tu trabajo y vida. Podrías descubrir que:

- Estás logrando más en menos tiempo
- La calidad de tu trabajo mejora
- Disfrutas más de tus tareas
- Te sientes menos estresado y más satisfecho
- Tu creatividad aumenta

Estos beneficios pueden extenderse a otras áreas de tu vida también. Cuando eres más productivo y estás satisfecho en el trabajo, a menudo tienes más energía y positividad para tu vida personal también.

Recuerda, no hay una solución única para todos. Tus desencadenantes de flujo son tan únicos como tú. Así que abraza el viaje de autodescubrimiento. Experimenta, observa y ajusta tu enfoque. Con tiempo y paciencia, crearás tu propia fórmula personal para entrar en el flujo.

Entonces, ¿estás listo para desbloquear tu potencial de flujo?

DISEÑANDO TAREAS Y ENTORNOS PARA INDUCIR EL FLUJO

Diseñar tareas y entornos para inducir el flujo es como preparar el escenario para una gran actuación. Estás creando las condiciones perfectas para que tu cerebro haga su mejor trabajo. Vamos a explorar cómo puedes estructurar tus tareas y entorno para maximizar tus posibilidades de entrar en esos estados de flujo productivo.

Dividiendo tareas complejas en partes manejables

Los grandes proyectos pueden ser abrumadores. Son como tratar de comer una pizza entera de un bocado: simplemente no funciona.

Pero si partes esa pizza en pedazos más pequeños, de repente se vuelve mucho más manejable.

El mismo principio se aplica a tu trabajo. Dividir tareas complejas en partes más pequeñas y manejables las hace menos intimidantes y más alcanzables. Este enfoque tiene varios beneficios:

- Reduce la ansiedad y la procrastinación
- Proporciona puntos de parada claros para descansos
- Te da una sensación de progreso a medida que completas cada parte

Así es como puedes descomponer tus tareas:

1. Comienza con el objetivo final en mente

2. Identifica los pasos principales necesarios para alcanzar ese objetivo

3. Divide esos pasos en tareas más pequeñas y accionables

4. Organiza estas tareas en un orden lógico

Por ejemplo, si estás escribiendo un informe, tus partes podrían verse así:

- Investigar el tema (2 horas)
- Crear un esquema (30 minutos)
- Escribir la introducción (1 hora)
- Completar la sección 1 (2 horas)
- Completar la sección 2 (2 horas)
- Escribir la conclusión (1 hora)
- Editar y corregir (1 hora)

Al descomponerlo de esta manera, estás creando múltiples oportunidades para el flujo a lo largo del proyecto, en lugar de intentar abordarlo todo de una vez.

Creando un espacio de trabajo libre de distracciones

Tu entorno juega un papel crucial en tu capacidad para concentrarte y entrar en estados de flujo. Un espacio desordenado y ruidoso lleno de interrupciones es como tratar de meditar en medio de un concierto de rock: simplemente no va a suceder.

Aquí tienes algunos consejos para crear un espacio de trabajo libre de distracciones:

- Despeja: Un espacio ordenado lleva a una mente ordenada. Retira cualquier cosa de tu espacio de trabajo que no esté directamente relacionada con tu tarea.
- Controla el ruido: Usa auriculares con cancelación de ruido o una máquina de ruido blanco para bloquear sonidos distractores.
- Maneja las notificaciones: Apaga las alertas en tu teléfono y computadora. Esos pequeños pitidos son asesinos del flujo.
- Usa luz natural: Si es posible, configura tu espacio de trabajo cerca de una ventana. La luz natural puede mejorar el estado de ánimo y la concentración.
- La ergonomía importa: Una silla cómoda y una pantalla bien posicionada pueden ayudarte a mantenerte concentrado por más tiempo.
- Crea un área de trabajo dedicada: Si es posible, ten un espacio que sea solo para trabajar. Esto ayuda a tu cerebro a asociar ese área con enfoque y productividad.

Recuerda, lo que funciona para una persona podría no funcionar para otra. Experimenta para encontrar tu configuración ideal.

Incorporando elementos de novedad y desafío

Nuestros cerebros adoran la novedad y los desafíos. Nos mantienen comprometidos y previenen el aburrimiento. Pero encontrar el equilibrio adecuado es clave: demasiada novedad puede ser distractora, y demasiado desafío puede ser abrumador.

Aquí tienes algunas maneras de incorporar novedad y desafío en tu trabajo:

- Rotar tus tareas: Si tienes múltiples proyectos, cambia entre ellos para mantener las cosas frescas.
- Aprender nuevas habilidades: La mejora continua de tus habilidades proporciona desafíos continuos.
- Establecer límites de tiempo: Desafíate a completar tareas dentro de plazos específicos.
- Usar diferentes herramientas: Prueba nuevo software o técnicas para realizar tareas conocidas.
- Cambiar tu entorno: Ocasionalmente trabaja desde un lugar diferente para estimular tu mente.

El objetivo es mantener tu cerebro comprometido y ligeramente desafiado, pero no abrumado.

Ahora, veamos cómo se pueden aplicar estos principios en un entorno del mundo real.

～

FlowTech, una pequeña startup de software, estaba luchando con la productividad y la satisfacción de los empleados. La CEO, Sarah, decidió rediseñar su espacio de oficina y procesos de trabajo basados en principios de flujo. Esto es lo que hicieron:

Rediseño de la Oficina:

- Crearon diferentes zonas para diferentes tipos de trabajo (áreas de enfoque silencioso, lugares colaborativos, áreas de relajación)

- Instalaron iluminación ajustable para adaptarse a las preferencias individuales
- Agregaron plantas y elementos naturales para mejorar la calidad del aire y crear un ambiente calmante
- Proporcionaron auriculares con cancelación de ruido para cada empleado

Cambios en el Proceso de Trabajo:

- Implementaron un horario de trabajo flexible, permitiendo a los empleados trabajar durante sus horas más productivas
- Introdujeron "tiempo de flujo" - bloques de 2 horas de trabajo ininterrumpido
- Dividieron proyectos en tareas más pequeñas y manejables con objetivos claros y plazos
- Fomentaron descansos regulares y proporcionaron una sala de relajación para recargar energías

Los resultados fueron impresionantes:

- La satisfacción de los empleados aumentó en un 40%
- La productividad mejoró en un 30%
- Los tiempos de finalización de proyectos disminuyeron en un 25%
- Los días de enfermedad disminuyeron en un 15%

Un empleado, Tom, compartió su experiencia: "Antes de los cambios, me sentía constantemente interrumpido y estresado. Ahora, tengo tiempo dedicado para realmente sumergirme en mi trabajo. El nuevo diseño de la oficina me ayuda a concentrarme, y dividir las tareas en partes más pequeñas hace que los grandes proyectos sean menos abrumadores. Estoy disfrutando más mi trabajo y logrando más."

El estudio de caso de FlowTech muestra cuán poderoso puede ser diseñar tu entorno y tareas con el flujo en mente. Pero no necesitas ser un CEO para aplicar estos principios. Puedes comenzar a hacer cambios en tu propia vida laboral hoy.

Aquí tienes algunos pasos prácticos que puedes tomar:

1. Analiza tus hábitos de trabajo actuales:

- ¿Cuándo te sientes más concentrado?
- ¿Qué te distrae más a menudo?
- ¿En qué tareas tiendes a procrastinar?

2. Rediseña tu espacio de trabajo:

- Limpia el desorden de tu escritorio
- Asegúrate de tener buena iluminación
- Encuentra una manera de minimizar las distracciones de ruido

3. Estructura tus tareas:

- Divide grandes proyectos en tareas más pequeñas
- Establece objetivos claros para cada sesión de trabajo
- Usa un sistema de gestión de tareas para mantener el seguimiento de tu progreso

4. Gestiona tu tiempo:

- Identifica tus horas pico de enfoque y programa tareas importantes entonces
- Usa técnicas como el método Pomodoro (25 minutos de trabajo enfocado seguidos de un descanso de 5 minutos)
- Incorpora descansos regulares para recargar energías

5. Minimiza las distracciones:

- Apaga las notificaciones en tus dispositivos
- Usa bloqueadores de sitios web durante el tiempo de enfoque
- Comunica tus tiempos de "no molestar" a colegas y familia

6. Desafíate a ti mismo:

- Establece plazos personales para las tareas
- Aprende nuevas habilidades relacionadas con tu trabajo
- Asume proyectos que estén ligeramente fuera de tu zona de confort

Recuerda, crear entornos y tareas que induzcan el flujo es un proceso continuo. Lo que funciona hoy podría necesitar ajustes mañana. Esté dispuesto a experimentar y ajustar sobre la marcha.

A medida que implementes estos cambios, presta atención a cómo afectan tu trabajo. Podrías notar que:

- Puedes concentrarte por períodos más largos
- Tu trabajo se siente más satisfactorio
- Estás menos agotado al final del día
- Estás produciendo un trabajo de mayor calidad
- Estás logrando más en menos tiempo

Estas mejoras pueden tener un efecto dominó en toda tu vida. Cuando eres más productivo y te sientes satisfecho en el trabajo, a menudo tienes más energía y positividad para tu vida personal también.

Es importante señalar que, aunque estas estrategias pueden aumentar enormemente tus posibilidades de entrar en estados de flujo, no lo garantizan. El flujo sigue siendo algo elusivo y no se puede forzar. Pero al crear las condiciones adecuadas, te estás dando la mejor oportunidad posible.

También recuerda que todos somos diferentes. Lo que induce el flujo para una persona puede ser una distracción para otra. La clave es encontrar lo que funciona para ti a través de la experimentación y la autoconciencia.

Mientras continúas en tu viaje para aprovechar el poder del flujo, ten en cuenta estos puntos clave:

- Divide tareas complejas en partes manejables
- Crea un espacio de trabajo libre de distracciones
- Incorpora elementos de novedad y desafío
- Esté dispuesto a experimentar y ajustar tu enfoque
- Presta atención a lo que funciona para ti personalmente

Al diseñar tus tareas y entorno con el flujo en mente, no solo estás mejorando tu productividad, sino que también estás enriqueciendo toda tu experiencia laboral. Estás creando oportunidades para esos momentos de profunda concentración y satisfacción que hacen que el trabajo se sienta menos como una tarea y más como una parte gratificante de tu vida.

Entonces, ¿estás listo para rediseñar tu vida laboral para el flujo?

EXTENDER LA DURACIÓN Y FRECUENCIA DEL FLUJO

Extender la duración y frecuencia del flujo es como aprender a andar en bicicleta. Al principio, solo puedes experimentar breves momentos de equilibrio y emoción. Pero con práctica, puedes disfrutar del paseo durante más tiempo y más a menudo. Vamos a explorar cómo puedes hacer del flujo una parte regular de tu vida diaria.

Aumento gradual de la dificultad de las tareas para mantener el compromiso

Una clave para extender el flujo es aumentar gradualmente el desafío de tus tareas. Es como subir de nivel en un videojuego: a medida que mejoras, necesitas desafíos más difíciles para mantenerte comprometido.

Aquí te mostramos cómo puedes aplicar este principio:

1. Comienza con tareas que coincidan con tu nivel de habilidad actual.

2. A medida que dominas estas tareas, aumenta lentamente su complejidad.

3. Busca formas de agregar nuevos elementos o restricciones a tareas familiares.

4. Establece metas personales para empujarte un poco más allá de tu zona de confort.

Por ejemplo, si eres escritor, podrías comenzar con artículos cortos. A medida que te sientas más cómodo, podrías aumentar el número de palabras, abordar temas más complejos o experimentar con diferentes estilos de escritura.

Recuerda, el objetivo es encontrar ese punto óptimo donde la tarea sea lo suficientemente desafiante para mantenerte comprometido, pero no tan difícil que se vuelva frustrante.

Prácticas de atención plena para mejorar el enfoque

La atención plena es como un entrenamiento mental para tus músculos de enfoque. La práctica regular puede ayudarte a entrar y mantener estados de flujo más fácilmente.

Prueba estas técnicas de atención plena:

- Meditación: Comienza con solo 5 minutos al día y aumenta gradualmente.
- Ejercicios de respiración: Toma unas respiraciones profundas antes de comenzar una tarea.
- Escaneos corporales: Revisa regularmente tu cuerpo para mantenerte presente.
- Observación consciente: Practica enfocarte intensamente en objetos cotidianos.

Estas prácticas ayudan a entrenar tu cerebro para mantenerse presente y enfocado, lo cual es crucial para el flujo.

Desarrollar rutinas que consistentemente conduzcan al flujo

Crear una rutina en torno a tus actividades que inducen el flujo puede ayudar a tu cerebro a reconocer cuándo es el momento de entrar en ese estado enfocado. Es como darle a tu mente una señal para cambiar de marcha.

Aquí te mostramos cómo desarrollar una rutina de flujo:

1. Elige un momento y lugar específicos para tus actividades de flujo.

2. Crea un ritual previo al flujo (por ejemplo, hacer una taza de té, hacer un estiramiento rápido).

3. Usa señales ambientales consistentes (como música específica o iluminación).

4. Comienza con una tarea pequeña y alcanzable para construir impulso.

5. Aumenta gradualmente la duración de tus sesiones de flujo con el tiempo.

La consistencia es clave aquí. Cuanto más repitas esta rutina, más asociará tu cerebro estas señales con entrar en un estado de flujo.

Ahora, escuchemos a alguien que ha logrado extender sus experiencias de flujo con éxito.

~

Sarah, una novelista, solía experimentar el flujo solo ocasionalmente mientras escribía. "Era como atrapar un rayo en una botella," recuerda. "Tenía estas sesiones increíbles donde las palabras simplemente fluían, pero eran raras e impredecibles."

Decidida a hacer del flujo una parte regular de su práctica de escritura, Sarah comenzó a experimentar con diferentes técnicas:

1. Creó un espacio de escritura dedicado en su hogar, libre de distracciones.

2. Desarrolló un ritual previo a la escritura: encender una vela aromática, ponerse auriculares con cancelación de ruido y hacer una meditación rápida.

3. Comenzó a rastrear sus sesiones de escritura, anotando cuándo se sentía más en flujo.

4. Aumentó gradualmente su tiempo de escritura, comenzando con sesiones de 30 minutos y llegando hasta bloques de 2 horas.

5. Se desafió con diferentes ejercicios de escritura para mantener el crecimiento de sus habilidades.

"El cambio ha sido notable," dice Sarah. "Ahora puedo entrar en un estado de flujo casi todos los días. Mi producción de escritura se ha duplicado, y lo más importante, estoy disfrutando mucho más el proceso."

La experiencia de Sarah muestra que con esfuerzo consciente y práctica, el flujo puede convertirse en una parte regular, casi predecible, de tu rutina de trabajo.

Recapitulemos los puntos clave que hemos cubierto:

1. Los estados de flujo se caracterizan por un enfoque profundo, disfrute y rendimiento máximo. Son esos momentos en los que estás tan absorto en una tarea que el tiempo parece volar.

2. Los desencadenantes personales de flujo pueden ser identificados y aprovechados para experiencias de flujo más frecuentes. Estos pueden ser ambientales (como un espacio de trabajo tranquilo), psicológicos (como metas claras) o físicos (como ejercicio antes del trabajo).

3. Las tareas y los entornos pueden diseñarse para facilitar el flujo. Esto incluye desglosar tareas complejas, crear espacios de trabajo libres de distracciones e incorporar elementos de novedad y desafío.

4. Con práctica, los estados de flujo pueden extenderse y ocurrir con más frecuencia. Esto implica aumentar gradualmente la dificultad de las tareas, practicar la atención plena y desarrollar rutinas consistentes.

Ahora, hablemos de algunos pasos de acción que puedes tomar para empezar a aprovechar el poder del flujo en tu propia vida:

1. Observa y registra cuándo entras naturalmente en estados de flujo. Lleva un diario y anota las condiciones que llevaron a estas experiencias.

2. Experimenta con diferentes configuraciones ambientales para encontrar tus condiciones óptimas que inducen el flujo. Prueba diferentes ubicaciones, sonidos de fondo, iluminación, etc.

3. Divide tareas complejas en segmentos desafiantes pero alcanzables. Esto facilita la entrada en flujo y proporciona múltiples oportunidades para el flujo a lo largo de un proyecto.

4. Practica técnicas de atención plena para mejorar tu capacidad de enfoque y entrada en flujo. Comienza con solo unos minutos de meditación al día y aumenta gradualmente.

5. Desarrolla una rutina previa al flujo que le indique a tu cerebro que es hora de concentrarse. Esto podría incluir cosas como despejar tu escritorio, poner música específica o hacer un ejercicio rápido de respiración.

6. Aumenta gradualmente la duración de tus sesiones de flujo. Comienza con periodos más cortos y trabaja hasta llegar a bloques más largos de tiempo enfocado.

7. Desafíate regularmente con nuevas habilidades o tareas más complejas para seguir creciendo y mantener el compromiso.

Recuerda, desarrollar tu capacidad para entrar y mantener estados de flujo es un viaje, no un destino. Sé paciente contigo mismo y celebra las pequeñas mejoras en el camino.

Mientras exploramos el poder de los estados de flujo para mejorar el enfoque y la productividad, es importante reconocer que mantener este nivel de rendimiento requiere una recuperación y equilibrio adecuados. Aunque el flujo puede ser increíblemente gratificante y productivo, no es sostenible estar en un estado de flujo todo el tiempo.

- La importancia del descanso y la recuperación
- Equilibrar el enfoque intenso con periodos de relajación
- Reconocer y prevenir el agotamiento
- Incorporar variedad en tu trabajo para mantener el compromiso
- El papel de la salud física en el mantenimiento del rendimiento mental

Al aprender a equilibrar los estados de flujo con el descanso y la recuperación adecuados, podrás mantener altos niveles de productividad y disfrute en tu trabajo a largo plazo.

Entonces, ¿estás listo para hacer del flujo una parte regular de tu vida? Recuerda, todo experto alguna vez fue un principiante. Con práctica y paciencia, puedes aprender a aprovechar el poder del flujo, aumentando tu productividad y encontrando más disfrute en tu trabajo.

A medida que avanzas, sigue experimentando, mantente curioso y sé amable contigo mismo en el proceso. El flujo es una habilidad, y como cualquier habilidad, mejora con la práctica. ¡Disfruta el viaje de descubrir tu propio camino único hacia el flujo!

8

LA DIETA DEL ENFOQUE

EL IMPACTO DE LA NUTRICIÓN EN LA FUNCIÓN COGNITIVA Y EL ENFOQUE

Sarah solía temer que el reloj marcara las 2 PM. Como un reloj, su energía se desplomaba y su enfoque se dispersaba como hojas al viento. Se encontraba mirando fijamente la pantalla de su computadora, luchando por hilvanar pensamientos coherentes. La caída de energía por la tarde era real, y estaba causando estragos en su productividad.

Pero la historia de Sarah no terminó ahí. Decidió tomar el control de sus niveles de enfoque y energía renovando su dieta. Poco sabía ella que este simple cambio transformaría su jornada laboral y su vida.

La Conexión Comida-Cerebro

Puede que te estés preguntando, "¿Qué tiene que ver la comida con el enfoque?" En realidad, mucho. La comida que comemos es el combustible que alimenta nuestros cuerpos y cerebros. Al igual que un coche funciona mejor con gasolina de alta calidad, nuestro cerebro funciona de manera óptima cuando lo alimentamos con los nutrientes adecuados.

Piensa en tu cerebro como una computadora súper compleja. Necesita las entradas correctas para procesar la información rápida y eficientemente. Cuando lo alimentamos con comida chatarra, es como intentar ejecutar el último software en una máquina vieja y desactualizada. Las cosas se ralentizan, fallan y a veces colapsan por completo.

Omega-3: Comida Extraordinaria para el Cerebro

Hablemos de los ácidos grasos omega-3. Estos pequeños potentes son como combustible premium para tu cerebro. Ayudan a construir y reparar células cerebrales, reducen la inflamación y mejoran la comunicación entre neuronas.

¿Dónde puedes encontrar estas grasas que potencian el cerebro? Piensa en:

- Pescados grasos como salmón, caballa y sardinas
- Nueces
- Semillas de lino
- Semillas de chía

Sarah comenzó a incorporar una porción de pescado graso en su dieta dos veces a la semana. También espolvoreó semillas de chía en su yogur matutino. En un par de semanas, notó que su mente se sentía más clara y aguda, especialmente durante esas temidas horas de la tarde.

Carbohidratos Complejos: Energía Constante para un Enfoque Sostenido

Lo siguiente: carbohidratos complejos. Estos son los maratonistas del mundo de los nutrientes. A diferencia de sus primos los carbohidratos simples (piensa en bocadillos azucarados y pan blanco), los carbohidratos complejos proporcionan una fuente de energía constante y de combustión lenta.

Esta liberación de energía constante es crucial para mantener el enfoque durante largos periodos. Cuando tu azúcar en sangre se mantiene estable, tu cerebro no tiene que lidiar con los picos y caídas que pueden descarrilar tu concentración.

Algunas excelentes fuentes de carbohidratos complejos incluyen:

- Granos enteros como quinoa, arroz integral y avena
- Batatas
- Legumbres como lentejas y frijoles

Sarah cambió su sándwich de pan blanco por un tazón de quinoa con verduras y proteína magra. La diferencia fue del día a la noche. ¡No más caídas de energía a media tarde!

Antioxidantes: Protegiendo el Hardware de tu Cerebro

Ahora hablemos de los antioxidantes. Estos compuestos son como los guardias de seguridad de tus células, protegiéndolas del daño causado por moléculas dañinas llamadas radicales libres.

Cuando se trata de la salud cerebral, los antioxidantes son particularmente importantes. Ayudan a proteger las células cerebrales del estrés oxidativo, que puede afectar la función cognitiva con el tiempo.

Algunos alimentos ricos en antioxidantes para agregar a tu dieta:

- Bayas (arándanos, fresas, moras)
- Vegetales de hojas oscuras como espinacas y col rizada
- Chocolate oscuro (con moderación, por supuesto)

Sarah comenzó a merendar un puñado de bayas en lugar de su habitual galleta de la tarde. No solo se sintió con más energía, sino que también se sintió bien al saber que estaba protegiendo su cerebro a largo plazo.

El Milagro Mediterráneo

Ahora, podrías estar pensando, "Todo esto suena genial, pero ¿realmente marca la diferencia?" Carbohidratos complejos de granos enteros, y muchos antioxidantes de frutas y verduras.

¿Los resultados? Después de solo un mes, estos trabajadores informaron un aumento del 25% en productividad y enfoque. ¡Es como obtener dos horas adicionales de trabajo productivo en un día de ocho horas!

La Historia de Éxito de Sarah

Inspirada por este estudio, Sarah decidió abrazar completamente la dieta mediterránea. Llenó su plato de vegetales coloridos, cambió la carne roja por pescado un par de veces a la semana y comenzó a cocinar con aceite de oliva en lugar de mantequilla.

El cambio no sucedió de la noche a la mañana, pero después de unas semanas, Sarah notó una diferencia dramática. Sus caídas de energía por la tarde se convirtieron en cosa del pasado. Se encontró atravesando su jornada laboral con energía constante y un enfoque láser.

Pero no se trataba solo del rendimiento laboral. Sarah notó otros beneficios también. Dormía mejor por la noche, su humor mejoró e incluso perdió algunos kilos sin realmente intentarlo.

El Efecto Dominó

El enfoque y la energía mejorados de Sarah tuvieron un efecto dominó en toda su vida. Tenía más capacidad mental para abordar proyectos desafiantes en el trabajo, lo que llevó a un ascenso que había estado buscando durante meses.

Con su nueva energía, comenzó a dar paseos vespertinos con su pareja, mejorando tanto su salud física como su relación. Incluso encontró la claridad mental para comenzar esa novela que había estado posponiendo durante años.

La historia de Sarah es un poderoso recordatorio de que lo que ponemos en nuestros platos impacta directamente en lo que sucede en nuestros cerebros. Al tomar decisiones conscientes sobre nuestra nutrición, podemos desbloquear niveles de enfoque y productividad que nunca creímos posibles.

Consejos Prácticos para una Nutrición que Potencie el Cerebro

¿Listo para potenciar tu propio cerebro a través de la nutrición? Aquí tienes algunos consejos prácticos para comenzar:

1. Empieza bien el día: Elige un desayuno rico en carbohidratos complejos y proteínas. Piensa en avena con nueces y bayas, o tostadas integrales con aguacate y huevos.

2. Merendar inteligentemente: Mantén bocadillos que potencien el cerebro como nueces, semillas y frutas fácilmente accesibles. Cuando lleguen los antojos de media tarde, tendrás opciones saludables a mano.

3. Mantente hidratado: Tu cerebro es aproximadamente 75% agua. Incluso una deshidratación leve puede afectar la función cognitiva. Mantén una botella de agua en tu escritorio y bebe a sorbos durante el día.

4. Planifica tus comidas: Dedica un tiempo cada semana para planificar tus comidas. Esto facilita asegurarse de que estás obteniendo un buen equilibrio de nutrientes beneficiosos para el cerebro.

5. Experimenta y encuentra lo que funciona para ti: El cuerpo de cada persona es diferente. Presta atención a cómo diferentes alimentos afectan tus niveles de energía y concentración, y ajusta en consecuencia.

Recuerda, cambiar tu dieta no tiene que ser un esfuerzo de todo o nada. Pequeños cambios constantes pueden llevar a grandes resultados con el tiempo. Comienza con uno o dos ajustes y construye desde ahí.

Tu cerebro es tu activo más valioso. Al alimentarlo con los nutrientes adecuados, estás invirtiendo en tu función cognitiva, tu productividad y, en última instancia, tu éxito. Entonces, ¿por qué no seguir el ejemplo de Sarah? Tu futuro yo, más enfocado, te lo agradecerá.

ESTRATEGIAS DE HIDRATACIÓN PARA UN RENDIMIENTO CEREBRAL ÓPTIMO

El dilema de codificación de John

John, un talentoso desarrollador de software, se encontraba estancado. Los complejos problemas de codificación que antes lo emocionaban ahora lo dejaban agotado y frustrado. Su productividad estaba disminuyendo y no podía averiguar por qué. Poco sabía que la solución a su problema era tan simple como abrir un grifo.

La sed del cerebro por agua

Tu cerebro es como una esponja. Literalmente. Está compuesto de aproximadamente un 75% de agua. Cuando no bebes lo suficiente, tu cerebro comienza a secarse. Es como intentar correr un maratón en sandalias: puedes hacerlo, pero no será bonito.

Incluso una deshidratación leve puede desbaratar tus engranajes mentales. Estamos hablando de una caída insignificante del 1-3% en los niveles de hidratación. Eso es suficiente para alterar tu capacidad de atención, memoria a corto plazo y capacidad para pensar con claridad.

La revelación de hidratación de John

John se topó con esta información durante una sesión de codificación nocturna. Intrigado, decidió hacer un cambio. Se fijó una meta simple: beber más agua durante el día.

¿Los resultados? No fueron instantáneos, pero fueron significativos. En una semana, John notó que abordaba esos complicados problemas de codificación con renovado vigor. Su mente se sentía más afilada, más ágil. Era como si alguien hubiera despejado la niebla de su cerebro.

Trucos de hidratación para los olvidadizos

Ahora, podrías estar pensando, "Claro, beber agua suena bastante fácil. ¡Pero siempre lo olvido!" No te preocupes, no estás solo. Aquí hay algunos trucos para que sigas bebiendo:

1. Configura recordatorios

John comenzó configurando alertas en su teléfono. Cada hora, un suave timbre le recordaba que tomara unos sorbos. Al principio le pareció un poco tonto, pero funcionó.

Puedes usar:

- Alarmas de teléfono
- Notificaciones de escritorio
- Botellas de agua inteligentes que se iluminan cuando es hora de beber

2. Hazlo sabroso

El agua simple puede volverse aburrida. John condimentó las cosas infundiendo su agua con frutas y hierbas. Esto no solo hizo que la hidratación fuera más agradable, sino que también agregó una pizca de nutrientes a su bebida.

Algunas combinaciones sabrosas para probar:

- Pepino y menta
- Limón y jengibre
- Fresa y albahaca

3. La prueba del pis

Esta es un poco desagradable, pero funciona. John aprendió a prestar atención al color de su orina. ¿Amarillo pálido? ¡Buen trabajo! ¿Amarillo oscuro? Es hora de beber un poco de H2O.

Piénsalo como el medidor de hidratación incorporado de tu cuerpo. No es glamuroso, pero es efectivo.

El efecto dominó de la hidratación

A medida que John mantenía sus nuevos hábitos de hidratación, notó cambios más allá de sus habilidades de codificación. Tenía más energía durante el día. Sus dolores de cabeza, que antes eran frecuentes, se volvieron raros. Incluso su piel se veía más clara.

¿Pero el mayor cambio? Su enfoque. John descubrió que podía sumergirse en problemas de codificación complejos y permanecer inmerso durante horas. La niebla mental que solía aparecer cada tarde había desaparecido.

La ciencia detrás del sorbo

Entonces, ¿qué está pasando realmente en tu cerebro cuando te mantienes hidratado? Vamos a desglosarlo:

1. Aumento del flujo sanguíneo: Cuando estás bien hidratado, tu sangre puede fluir más fácilmente. Esto significa que tu cerebro recibe un suministro constante de oxígeno y nutrientes. Es como darle a tu cerebro un impulso de energía constante.

2. Soporte de neurotransmisores: El agua ayuda a tu cuerpo a producir neurotransmisores, los químicos que llevan mensajes entre las células cerebrales. Más agua significa una comunicación más fluida en tu cabeza.

3. Eliminación de toxinas: El agua ayuda a eliminar toxinas de tu cuerpo, incluido tu cerebro. Es como un servicio de limpieza diario para tu mente.

4. Regulación de la temperatura: Tu cerebro es exigente con la temperatura. El agua ayuda a mantener las cosas en su punto justo, lo cual es crucial para un rendimiento óptimo.

Hidratación más allá del vaso

John rápidamente aprendió que mantenerse hidratado no se trata solo de beber agua. Aquí hay algunos consejos adicionales que aprendió:

1. Come tu agua: Muchas frutas y verduras tienen un alto contenido de agua. La sandía, los pepinos y los tomates son excelentes opciones.

2. Limita las bebidas deshidratantes: El café y el alcohol pueden actuar como diuréticos, haciéndote perder agua. John no renunció a su café matutino, pero se aseguró de tomar un vaso extra de agua con él.

3. Comienza temprano: John comenzó cada día con un gran vaso de agua. Esto dio inicio a sus esfuerzos de hidratación y lo ayudó a sentirse más alerta por las mañanas.

4. Manténlo a mano: Siempre tenía una botella de agua en su escritorio. El recordatorio visual lo ayudaba a beber a sorbos durante el día.

El beneficio de la productividad

A medida que las semanas se convirtieron en meses, los hábitos mejorados de hidratación de John comenzaron a mostrarse en su trabajo. Estaba resolviendo problemas de codificación complejos más rápido. Su capacidad para detectar y corregir errores mejoró. Incluso se encontró ideando soluciones innovadoras para problemas de larga data.

Su equipo también lo notó. La productividad de John se disparó, y rápidamente se convirtió en la persona de referencia para abordar los proyectos más difíciles. Todo porque decidió beber más agua.

Superando obstáculos de hidratación

Por supuesto, el viaje de John no estuvo exento de desafíos. Aquí hay algunos obstáculos comunes de hidratación y cómo superarlos:

1. "No me gusta el sabor del agua"

Solución: Intenta infundir tu agua con sabores naturales. Experimenta con diferentes frutas, verduras y hierbas hasta que encuentres una combinación que disfrutes.

2. "Me olvido de beber agua"

Solución: Usa recordatorios, aplicaciones o botellas de agua inteligentes. Hazlo un juego: desafíate a terminar tu botella de agua a ciertas horas del día.

3. "No quiero estar corriendo al baño constantemente"

Solución: Empieza despacio. Aumenta gradualmente tu consumo de agua con el tiempo. Tu cuerpo se ajustará y los viajes al baño se volverán menos frecuentes.

4. "Estoy demasiado ocupado para pensar en la hidratación"

Solución: Incorpóralo a tu rutina. Bebe un vaso de agua cada vez que revises tu correo electrónico o antes de cada comida.

Hidratación a largo plazo

Como muestra la historia de John, una hidratación adecuada puede cambiar las reglas del juego para tu enfoque y productividad. Pero como cualquier hábito, se necesita tiempo y consistencia para ver resultados.

Aquí hay algunos consejos finales para hacer de la hidratación una parte duradera de tu vida:

1. Rastrea tu progreso: Usa una aplicación o diario para monitorear tu consumo de agua. Ver tu progreso puede ser motivador.

2. Celebrar Pequeñas Victorias: ¿Lograste tu objetivo de agua del día? ¡Dáte una palmadita en la espalda! El refuerzo positivo ayuda a consolidar nuevos hábitos.

3. Hazlo Social: Reta a tus amigos o compañeros de trabajo a un concurso de hidratación. Un poco de competencia amistosa puede ser un gran motivador.

4. Ajusta Según Sea Necesario: Tus necesidades de hidratación pueden cambiar según factores como el ejercicio, el clima y la dieta. Sé flexible y escucha a tu cuerpo.

Recuerda, mantenerse hidratado es una de las formas más simples pero efectivas de potenciar tu capacidad cerebral. No es una solución mágica, pero está bastante cerca. Así que sigue el ejemplo de John: toma un vaso de agua y observa cómo florece tu concentración.

Tu cerebro tiene sed de éxito. ¿Por qué no darle un trago?

EL PAPEL DEL EJERCICIO EN MEJORAR LA CONCENTRACIÓN

El Descubrimiento Matutino de Lisa

Lisa estaba al límite. Como una empresaria ocupada manejando múltiples proyectos, sentía que su concentración se le escapaba como arena entre los dedos. Sus días eran un borrón de pensamientos dispersos y tareas a medio terminar. Eso fue hasta que se puso los zapatos para correr y salió a la calle.

El Impulso de Concentración Inesperado

Una mañana fresca, sintiéndose particularmente frustrada con su falta de concentración, Lisa decidió salir a correr. No tenía grandes expectativas, solo necesitaba despejar su mente. Pero al regresar a casa, algo se sentía diferente. Su mente estaba más aguda, sus pensamientos más claros. Era como si alguien hubiera limpiado el cristal empañado de su parabrisas mental.

Intrigada por este impulso inesperado en su concentración, Lisa decidió hacer de las carreras matutinas una parte regular de su rutina. Los resultados no fueron menos que transformadores.

La Conexión Cerebro-Cuerpo

Ahora, podrías estar preguntándote, "¿Qué tiene de especial el ejercicio y la concentración?" Cuando haces ejercicio, no solo estás entrenando tus músculos. También le estás dando a tu cerebro un entrenamiento. Aquí está lo que sucede:

1. Aumento del Flujo Sanguíneo: El ejercicio hace que tu corazón bombee, enviando más sangre (y oxígeno) a tu cerebro. Es como darle a tu cerebro un suministro fresco de combustible premium.

2. Crecimiento de Nuevas Conexiones Neuronales: La actividad física regular promueve el crecimiento de nuevas células cerebrales y conexiones. Es como actualizar el hardware de tu cerebro.

3. Reducción del Estrés: El ejercicio es un antídoto natural contra el estrés. Menos estrés significa mejor concentración y pensamiento más claro.

4. Mejora del Estado de Ánimo: La actividad física libera sustancias químicas que te hacen sentir bien en tu cerebro. Cuando estás de buen humor, es más fácil concentrarse.

La Revolución de Enfoque de Lisa

A medida que Lisa se mantuvo fiel a su nueva rutina de ejercicio, notó cambios dramáticos en su capacidad de concentración. Tareas que antes parecían abrumadoras ahora se sentían manejables. Podía sumergirse en problemas complejos y mantenerse comprometida por períodos más largos. Su productividad se disparó, y su negocio comenzó a prosperar de maneras que no había imaginado posibles.

Pero la historia de Lisa es solo el comienzo. Exploremos algunas maneras específicas en que puedes aprovechar el poder del ejercicio para potenciar tu concentración.

Entrenamiento de Intervalos de Alta Intensidad: El Arreglo Rápido para la Concentración

A veces, necesitas un impulso de concentración rápido. Ahí es donde entra el Entrenamiento de Intervalos de Alta Intensidad (HIIT). El HIIT implica ráfagas cortas de ejercicio intenso seguidas de breves periodos de descanso.

Aquí está por qué funciona para la concentración:

- Aumenta el flujo sanguíneo al cerebro rápidamente
- Libera una gran cantidad de sustancias químicas que mejoran la concentración
- Se puede hacer en poco tiempo

Lisa comenzó a incorporar sesiones de HIIT de 10 minutos en su jornada laboral. Cuando sentía que su concentración flaqueaba, se alejaba de su escritorio para una rápida ráfaga de saltos, burpees o escaladores. ¿El resultado? Un impulso casi instantáneo en claridad mental.

Yoga y Mindfulness: La Combinación para la Claridad Mental

En días cuando Lisa se sentía particularmente dispersa, recurría al yoga y a ejercicios de mindfulness. Esta combinación demostró ser poderosa para mejorar su concentración.

El yoga ayuda al:

- Reducir la ansiedad y el estrés
- Mejorar la conciencia corporal
- Mejorar los patrones de respiración, lo que puede calmar la mente

El mindfulness, a menudo incorporado en la práctica de yoga, entrena tu cerebro para enfocarse en el momento presente. Es como hacer flexiones para tu capacidad de atención.

Lisa descubrió que incluso una sesión de yoga y mindfulness de 15 minutos podía reiniciar su cerebro y ayudarla a abordar su trabajo con un enfoque renovado.

Reuniones Caminando: Movimiento se Une a la Productividad

A medida que el negocio de Lisa creció, se encontró en más reuniones. Pero estar sentada durante horas le drenaba la energía y la concentración. Entonces descubrió la magia de las reuniones caminando.

Las reuniones caminando ofrecen varios beneficios:

- Te hacen moverte, aumentando el flujo sanguíneo al cerebro
- El cambio de escenario puede despertar la creatividad
- Tienden a ser más enfocadas y eficientes que las reuniones sentadas

Lisa comenzó a sugerir reuniones caminando a su equipo y clientes. No solo mejoró la calidad de las discusiones, sino que también ayudó a todos a mantenerse más alerta y comprometidos.

La Revolución del Descanso de Caminata de 20 Minutos

Inspirados por el éxito de Lisa, una startup tecnológica decidió implementar una política de descansos obligatorios de 20 minutos para caminar para todos los empleados. Los resultados fueron sorprendentes.

Después de solo un mes, la empresa vio un aumento del 15% en la productividad del equipo. Los empleados reportaron sentirse más concentrados, menos estresados y más creativos. Los descansos para caminar se convirtieron en la parte más esperada del día, con los miembros del equipo usándolos para intercambiar ideas, resolver problemas o simplemente despejar sus mentes.

Este simple cambio de política transformó la cultura de la empresa y su resultado final. Todo gracias a un paseo de 20 minutos.

Ejercicio para Cada Horario

Ahora, podrías estar pensando, "Todo esto suena genial, pero no tengo tiempo para hacer ejercicio!" No te preocupes. La belleza del ejercicio para la concentración es que incluso pequeñas cantidades pueden hacer una gran diferencia. Aquí hay algunas maneras de incluir más movimiento en tu día:

1. Ejercicios en el Escritorio: Prueba levantamientos de piernas, giros sentados o círculos de brazos mientras trabajas.

2. Descansos para Ponerse de Pie: Configura un temporizador para levantarte y estirarte cada hora.

3. Subir Escaleras: Usa las escaleras en lugar del ascensor.

4. Aparcar Más Lejos: Unos pasos extra pueden sumar con el tiempo.

5. Desplazamiento Activo: Si es posible, camina o anda en bicicleta al trabajo.

Recuerda, el objetivo es moverse más a lo largo del día, no convertirte en un gurú del fitness de la noche a la mañana.

Los Beneficios a Largo Plazo del Ejercicio para la Concentración

Mientras que el impulso inmediato en la concentración del ejercicio es genial, los beneficios a largo plazo son aún más impresionantes. La actividad física regular puede llevar a:

- Mejora de la memoria
- Mejora de las habilidades para resolver problemas
- Mejor regulación emocional
- Aumento de la resiliencia al estrés
- Reducción del riesgo de deterioro cognitivo a medida que envejeces

Es como invertir en un fondo de retiro para tu cerebro. Cuanto más inviertas ahora, mayor será la recompensa en el futuro.

Superar Obstáculos para el Ejercicio

Por supuesto, comenzar una nueva rutina de ejercicios no siempre es fácil. Aquí hay algunos desafíos comunes y cómo superarlos:

1. "No tengo tiempo"

Solución: Comienza poco a poco. Incluso 5-10 minutos de ejercicio pueden marcar la diferencia. Aumenta gradualmente a medida que veas los beneficios.

2. "No me gusta hacer ejercicio"

Solución: Encuentra actividades que disfrutes. Bailar, jardinería o jugar con tus hijos cuentan como ejercicio.

3. "Estoy demasiado cansado para hacer ejercicio"

Solución: Recuerda que el ejercicio a menudo aumenta los niveles de energía. Inténtalo cuando te sientas lento - podrías sorprenderte.

4. "No estoy en forma"

Solución: Comienza desde donde estás. Caminar es un excelente ejercicio de bajo impacto para principiantes.

La conexión enfoque-ejercicio: Un ciclo virtuoso

Como descubrió Lisa, la relación entre el ejercicio y el enfoque es de doble vía. El ejercicio mejora el enfoque, y un mejor enfoque hace que sea más fácil mantener una rutina de ejercicios. Es un ciclo virtuoso que puede transformar tu productividad y bienestar general.

La historia de Lisa es un poderoso recordatorio de que nuestros cerebros no existen en aislamiento. Al cuidar nuestros cuerpos a través de la actividad física regular, podemos mejorar drásticamente nuestra capacidad para concentrarnos y rendir al máximo.

Así que la próxima vez que te cueste concentrarte, intenta dar un paseo, hacer una sesión rápida de HIIT o realizar una postura de yoga. Tu cerebro (y tu lista de tareas) te lo agradecerán.

Recuerda, no necesitas convertirte en un fanático del fitness para obtener los beneficios de enfoque que aporta el ejercicio. Comienza poco a poco, sé constante, y observa cómo se transforma tu capacidad de concentración. ¿Quién sabe? Al igual que Lisa, podrías revolucionar tu trabajo y vida en el proceso.

Tu cuerpo es un poderoso aliado en la búsqueda de un mejor enfoque. ¿No es hora de ponerlo a trabajar?

HIGIENE DEL SUEÑO PARA MEJORAR EL ENFOQUE Y LA CONSOLIDACIÓN DE LA MEMORIA

El dilema de medianoche de Mark

Mark era un brillante estudiante de posgrado, pero tenía un problema. Por mucho que estudiara, la información parecía escaparse de su mente como agua a través de un colador. Las noches en vela estudiando libros de texto y las mañanas tempranas impulsadas por cafeína se habían convertido en su norma. Pero a pesar de sus esfuerzos, sus calificaciones estaban cayendo y su enfoque estaba disperso.

Entonces, una noche fatídica, exhausto y frustrado, Mark se topó con un artículo sobre el sueño y la función cognitiva. Fue un momento de iluminación. ¿Podría su horario de sueño irregular ser el culpable de sus dificultades?

La conexión sueño-enfoque

Esto es lo que pasa con el sueño: no es solo un momento en el que tu cuerpo descansa. Es cuando tu cerebro se pone a trabajar. Durante el sueño, tu cerebro es como un bibliotecario diligente, organizando las experiencias del día, archivando información importante y despejando el desorden mental.

Cuando privas a tu sueño, básicamente estás dejando al bibliotecario fuera de la biblioteca. ¿El resultado? Una mente desordenada y desorganizada que lucha por concentrarse y retener información.

La revolución del sueño de Mark

Intrigado por lo que había aprendido, Mark decidió hacer un cambio. Se comprometió a priorizar su sueño durante un mes. Esto es lo que hizo:

1. Horario de sueño consistente: Mark se propuso estar en la cama a las 11 PM y despertarse a las 7 AM todos los días, incluso los fines de semana.

2. Rutina relajante antes de dormir: Creó un ritual de relajación que incluía leer un libro no académico y hacer algunos estiramientos ligeros.

3. Entorno de sueño optimizado: Mark invirtió en cortinas opacas, tapones para los oídos y ajustó la temperatura de su habitación a unos frescos 65°F (18°C).

Los resultados fueron nada menos que notables. En una semana, Mark notó que estaba más alerta durante las conferencias. Al final del mes, su capacidad para retener y recordar información había mejorado drásticamente. Sus calificaciones comenzaron a subir y, por primera vez en mucho tiempo, se sintió en control de sus estudios.

La ciencia del sueño y el enfoque

Entonces, ¿qué pasó exactamente en el cerebro de Mark cuando comenzó a priorizar el sueño? Vamos a desglosarlo:

1. Consolidación de la memoria: Durante el sueño, especialmente durante las etapas profundas, tu cerebro fortalece las conexiones neuronales relacionadas con la información importante que has aprendido. Es como si tu cerebro hiciera una sesión de revisión nocturna.

2. Eliminación de toxinas: El sueño permite que tu cerebro elimine los desechos metabólicos que se acumulan durante las horas de vigilia. Piénsalo como una limpieza profunda nocturna para tu mente.

3. Regulación emocional: Un buen sueño ayuda a regular las emociones, facilitando mantener la calma y el enfoque en situaciones estresantes.

4. Restauración de la atención: El sueño repone tu capacidad de prestar atención. Es como recargar la batería de tu enfoque.

La llamada de atención de los residentes médicos

La experiencia de Mark no es única. De hecho, un grupo de residentes médicos proporcionó un poderoso estudio de caso sobre el impacto del sueño en el enfoque y el rendimiento.

Estos residentes, conocidos por sus horarios agotadores y largas horas, estaban teniendo dificultades con errores relacionados con el trabajo. El hospital decidió implementar un programa de higiene del sueño. Los resultados fueron sorprendentes:

- Reducción del 30% en errores relacionados con el trabajo
- Mejora en los puntajes de satisfacción del paciente
- Mayor satisfacción laboral reportada entre los residentes

El programa incluyó:

- Educar a los residentes sobre la importancia del sueño
- Proveer cortinas opacas y máquinas de ruido blanco en las salas de guardia
- Implementar una política para proteger el tiempo de sueño posterior a la guardia

Este simple enfoque en el sueño no solo mejoró el rendimiento de los residentes, sino que potencialmente salvó vidas al reducir los errores médicos.

Higiene del sueño 101: Tu plan para un mejor enfoque

¿Listo para revolucionar tu propio sueño y potenciar tu enfoque? Aquí tienes una guía completa para la higiene del sueño:

1. Mantén un horario

A tu cuerpo le encanta la rutina. Intenta ir a la cama y despertarte a la misma hora todos los días, incluso los fines de semana. Esto ayuda a regular el reloj interno de tu cuerpo.

2. Crea una rutina relajante antes de dormir

Indica a tu cuerpo que es hora de relajarse. Esto podría incluir:

- Leer un libro (no en una pantalla)
- Estiramientos suaves o yoga
- Escuchar música calmante

- Practicar meditación o respiración profunda

3. Optimiza tu entorno de sueño

Tu dormitorio debe ser un santuario del sueño. Considera:

- Temperatura: Mantenla fresca, alrededor de 60-67°F (15-19°C)
- Luz: Usa cortinas opacas o un antifaz
- Ruido: Usa tapones para los oídos o una máquina de ruido blanco si es necesario
- Comodidad: Invierte en un buen colchón y almohadas

4. Cuida tu dieta

Lo que comes y bebes puede impactar significativamente tu sueño:

- Limita la cafeína después de las 2 PM
- Evita comidas grandes cerca de la hora de dormir
- Aléjate del alcohol antes de dormir (puede ayudarte a dormirte, pero altera la calidad del sueño)

5. Haz ejercicio regularmente (pero no muy cerca de la hora de dormir)

El ejercicio regular puede mejorar la calidad del sueño, pero los entrenamientos intensos cerca de la hora de dormir pueden dificultar conciliar el sueño. Intenta terminar el ejercicio vigoroso al menos 3 horas antes de dormir.

6. Maneja el estrés

El estrés es un asesino del sueño. Prueba estas técnicas:

- Escribir en un diario para despejar tu mente antes de dormir
- Practicar la gratitud

- Usar aromaterapia (la lavanda es conocida por sus propiedades calmantes)

7. Limita el tiempo frente a pantallas

La luz azul emitida por las pantallas puede interferir con la producción de melatonina, la hormona del sueño. Intenta evitar las pantallas al menos una hora antes de dormir.

Superando obstáculos del sueño

Por supuesto, cambiar los hábitos de sueño no siempre es fácil. Aquí tienes algunos desafíos comunes y cómo abordarlos:

1. "No puedo dormir por la noche"

Solución: Intenta la relajación muscular progresiva o meditaciones guiadas para dormir.

2. "Me despierto en medio de la noche"

Solución: Evita mirar la hora, lo que puede aumentar la ansiedad. En su lugar, haz una actividad tranquila y relajante hasta que sientas sueño nuevamente.

3. "No tengo tiempo para dormir lo suficiente"

Solución: Busca áreas donde puedas ahorrar tiempo durante el día. ¿Podrías preparar comidas los fines de semana? ¿Puedes delegar algunas tareas?

4. "Mi mente corre cuando intento dormir"

Solución: Mantén un cuaderno junto a tu cama. Si surgen pensamientos, anótalos para abordarlos mañana.

Los Beneficios a Largo Plazo de una Buena Higiene del Sueño

Mientras que los beneficios inmediatos de un buen sueño son claros

- mejor enfoque, mejor estado de ánimo, mayor productividad - los beneficios a largo plazo son igualmente impresionantes:

- Reducción del riesgo de enfermedades crónicas como la diabetes y enfermedades del corazón
- Mejor control del peso
- Mejor función inmunológica
- Menor riesgo de depresión y ansiedad
- Potencialmente reducción del riesgo de enfermedades neurodegenerativas como el Alzheimer

Piensa en una buena higiene del sueño como una inversión a largo plazo en tu salud cognitiva y bienestar general.

El Éxito Continuo del Sueño de Mark

En cuanto a Mark, su revolución del sueño no terminó después de ese primer mes. Continuó priorizando su sueño, haciendo ajustes según fuera necesario. Los resultados hablaron por sí mismos:

- Se graduó como el mejor de su clase
- Sus trabajos de investigación fueron elogiados por su claridad y perspicacia
- Se sintió más enérgico y positivo en general

La historia de Mark es un poderoso recordatorio de que a veces, la clave para desbloquear nuestro potencial cognitivo no es trabajar más duro, sino descansar de manera más inteligente.

Tu Sueño, Tu Enfoque, Tu Futuro

Como hemos visto, el sueño de calidad no es un lujo - es una necesidad para un óptimo funcionamiento cognitivo y enfoque. Al priorizar tu sueño, estás dando a tu cerebro el mejor entorno posible para aprender, procesar información y rendir al máximo.

Recuerda, mejorar tus hábitos de sueño es un viaje, no un destino. Sé paciente contigo mismo y celebra las pequeñas mejoras. Cada paso hacia un mejor sueño es un paso hacia un mejor enfoque y función cognitiva.

Así que esta noche, mientras te preparas para dormir, recuerda: no solo vas a dormir. Estás preparando el escenario para un mañana más enfocado, productivo y exitoso. ¡Dulces sueños y un enfoque más agudo te esperan!

9
LA TECNOLOGÍA COMO ALIADA

APROVECHANDO LAS APLICACIONES Y HERRAMIENTAS DE PRODUCTIVIDAD

Sarah miró la pantalla de su computadora, sintiendo la ola familiar de ansiedad que la invadía. Su bandeja de entrada estaba desbordada, su lista de tareas parecía interminable, y no podía quitarse la sensación de que estaba olvidando algo importante. Como gerente de marketing, manejaba múltiples proyectos, demandas de clientes y responsabilidades del equipo. Era abrumador, por decir lo menos.

Pero entonces, todo cambió.

Sarah se topó con un artículo sobre aplicaciones y herramientas de productividad. Intrigada, decidió probarlas. Poco sabía ella que esta pequeña decisión transformaría su vida laboral.

En pocas semanas, la eficiencia de Sarah se disparó. Finalmente, sintió que tenía control sobre su carga de trabajo, y el estrés constante que había sido su compañero no deseado durante tanto tiempo comenzó a desvanecerse. ¿Cómo un cambio tan simple hizo una diferencia tan grande?

El Poder de las Aplicaciones de Productividad

Las aplicaciones y herramientas de productividad son como tener un asistente personal en tu bolsillo. Proporcionan estructura, recordatorios y organización a tus tareas diarias. Piénsalas como el andamiaje que apoya tu enfoque y eficiencia.

Estos ayudantes digitales vienen en varias formas, cada uno diseñado para abordar aspectos específicos de la productividad. Exploremos algunos de los tipos más impactantes:

1. Aplicaciones de Gestión de Tareas

Aplicaciones como Todoist o Asana son revolucionarias cuando se trata de priorizar y rastrear el progreso. Te permiten:

- Crear listas de tareas
- Establecer plazos
- Asignar tareas a miembros del equipo
- Seguir el progreso de los proyectos

Sarah encontró que Todoist era un salvavidas. Ahora podía ver todas sus tareas en un solo lugar, priorizarlas y sentir una sensación de logro al marcarlas como completadas. No más tareas olvidadas o plazos perdidos.

2. Herramientas de Seguimiento de Tiempo

¿Alguna vez te has preguntado adónde va tu tiempo? Las herramientas de seguimiento de tiempo como RescueTime tienen la respuesta. Estas aplicaciones:

- Monitorean cómo pasas el tiempo en tus dispositivos
- Proporcionan informes detallados sobre tus actividades

- Ayudan a identificar hábitos que desperdician tiempo

Sarah se sorprendió al descubrir que estaba pasando más de dos horas al día en las redes sociales. Con este conocimiento, pudo hacer cambios conscientes en sus hábitos y recuperar ese tiempo para tareas más importantes.

3. Aplicaciones para Tomar Notas

Aplicaciones como Evernote o Notion son como cuadernos digitales en esteroides. Te permiten:

- Capturar ideas instantáneamente
- Organizar información de manera personalizable
- Acceder a tus notas desde cualquier dispositivo
- Colaborar con miembros del equipo

A Sarah le encantaba cómo podía anotar ideas durante su viaje y hacer que se sincronizaran automáticamente con su computadora de trabajo. No más garabatos en servilletas perdidos o destellos de inspiración olvidados.

Impacto en el Mundo Real: Un Estudio de Caso

Tomemos un momento para ver cómo estas herramientas pueden transformar la productividad de todo un equipo.

Un equipo de desarrollo de software estaba luchando con retrasos en los proyectos y mala comunicación. Decidieron implementar Trello, una herramienta de gestión de proyectos visual. Los resultados fueron asombrosos:

- Aumento del 30% en entregas de proyectos a tiempo
- Mejora en la comunicación del equipo
- Mejor visibilidad del progreso del proyecto para todos los miembros del equipo

El líder del equipo, Mark, comentó, "Trello nos dio una vista panorámica de todos nuestros proyectos. Podíamos ver fácilmente cuellos de botella y abordarlos rápidamente. Era como encender la luz en una habitación oscura."

Elegir las Herramientas Adecuadas

Con tantas opciones disponibles, ¿cómo eliges las herramientas de productividad adecuadas para ti? Aquí hay algunos consejos:

1. Identifica tus mayores puntos de dolor. ¿Estás luchando con la gestión del tiempo? ¿La organización de tareas? ¿Sobrecarga de información? Enfócate en herramientas que aborden tus necesidades específicas.

2. Empieza en pequeño. No intentes revisar todo tu flujo de trabajo de golpe. Comienza con una o dos aplicaciones y expande gradualmente a medida que te sientas cómodo.

3. Busca capacidades de integración. Las mejores herramientas de productividad se llevan bien con otras. Elige aplicaciones que puedan integrarse con tus sistemas existentes.

4. Considera las necesidades de tu equipo. Si estás trabajando con otros, opta por herramientas que faciliten la colaboración y la comunicación.

5. Aprovecha las pruebas gratuitas. La mayoría de las aplicaciones ofrecen un período de prueba. Usa este tiempo para probar la herramienta y ver si se adapta a tu flujo de trabajo.

La Revolución de Productividad de Sarah

Volvamos a Sarah. ¿Cómo cambiaron las herramientas de productividad su vida laboral?

Con Todoist, ganó control sobre sus tareas. Su lista de tareas ya no era una fuente de estrés sino un mapa para su día. Podía priorizar efectivamente, asegurándose de que las tareas importantes no se perdieran en el caos.

RescueTime le abrió los ojos a sus hábitos de desperdicio de tiempo. Configuró alertas para notificarle cuando había pasado más de 30 minutos en redes sociales durante las horas de trabajo. ¡Este simple cambio le ayudó a recuperar casi 10 horas a la semana!

Evernote se convirtió en su segundo cerebro. Podía capturar rápidamente ideas durante reuniones, organizar investigaciones para campañas de marketing, y compartir información fácilmente con su equipo. No más buscar entre interminables hilos de correos electrónicos para encontrar esa pieza crucial de información.

¿El resultado? La productividad de Sarah se disparó. Estaba completando proyectos antes de lo previsto, impresionando a los clientes con sus rápidos tiempos de respuesta, e incluso encontrando tiempo para cursos de desarrollo profesional que había estado postergando.

Sus niveles de estrés disminuyeron drásticamente. En lugar de sentirse abrumada, se sintió en control. Ya no era reactiva, apagando incendios constantemente. Se volvió proactiva, anticipando desafíos y abordándolos antes de que se convirtieran en problemas.

Su equipo también notó el cambio. Las habilidades mejoradas de organización y comunicación de Sarah la convirtieron en una líder más efectiva. Las reuniones de equipo se volvieron más enfocadas y productivas. Los proyectos se desarrollaban con mayor fluidez, con plazos y responsabilidades más claros.

El jefe de Sarah estaba impresionado. En su próxima evaluación de desempeño, recibió grandes elogios por su eficiencia mejorada y habilidades de liderazgo. Esto condujo a una promoción y un aumento de sueldo, todo a partir de la simple decisión de aprovechar herramientas de productividad.

La Perspectiva General

La historia de Sarah no es única. En todas las industrias, los profesionales están descubriendo el poder de las aplicaciones y herramientas de productividad para mejorar el enfoque y la eficiencia. Estos asistentes digitales se están volviendo tan esenciales para el trabajo moderno como las computadoras mismas.

Pero es importante recordar que estas herramientas son solo eso: herramientas. No son soluciones mágicas que te harán productivo instantáneamente. El verdadero poder radica en cómo las utilizas.

Las aplicaciones de productividad funcionan mejor cuando son parte de una estrategia más amplia para el enfoque y la eficiencia. Deben complementar otras prácticas como el bloqueo de tiempo, la monotarea y la creación de un entorno libre de distracciones.

Al explorar el mundo de las aplicaciones de productividad, ten en cuenta que el objetivo no es hacer más, sino hacer lo que más importa. Estas herramientas deben ayudarte a centrarte en tus tareas más importantes, no solo ayudarte a abarrotar más en tu día.

En nuestro mundo cada vez más digital, aprovechar la tecnología para mejorar el enfoque y la productividad no solo es útil, es esencial. Al elegir las herramientas adecuadas y usarlas eficazmente, puedes transformar tu vida laboral, tal como lo hizo Sarah.

Entonces, ¿estás listo para revolucionar tu productividad?

IMPLEMENTACIÓN DE LÍMITES DIGITALES Y GESTIÓN DEL TIEMPO DE PANTALLA

Los dedos de John flotaban sobre su teclado. Estaba en racha, las palabras fluían sin esfuerzo en la pantalla. Luego, un pequeño ding interrumpió su línea de pensamiento. Una notificación. Solo una verificación rápida, pensó.

Dos horas después, John se encontraba sumido en un agujero de conejo de redes sociales, su artículo olvidado. Este escenario se repetía día tras día, dejándolo frustrado y retrasado en los plazos.

¿Te suena familiar? En nuestro mundo hiperconectado, las distracciones digitales son la norma. Pero, ¿y si hubiera una manera de recuperar nuestro enfoque?

Bienvenido al mundo de los límites digitales y la gestión del tiempo de pantalla.

El Poder de los Límites Digitales

Los límites digitales son como cercas para tu vida en línea. Crean líneas claras entre el trabajo y el juego, el enfoque y la distracción. Al establecer estos límites, John pudo recuperar horas de tiempo productivo cada día.

Pero, ¿cómo funcionan exactamente los límites digitales? Vamos a desglosarlo.

1. Bloqueadores de Apps: Tu Portero Digital

Piensa en bloqueadores de aplicaciones como Freedom o Cold Turkey como porteros para tu espacio de trabajo digital. Se mantienen vigilantes, manteniendo a raya sitios web y aplicaciones distractoras durante tu tiempo de enfoque.

John comenzó a usar Freedom para bloquear sitios de redes sociales durante sus horas de escritura. ¿El resultado? Su productividad se disparó. No más caídas en el agujero de conejo de Facebook o pérdida en hilos de Twitter.

Aquí tienes cómo usar los bloqueadores de aplicaciones de manera efectiva:

- Identifica tus mayores pérdidas de tiempo
- Establece períodos bloqueados durante tus horas más productivas

- Comienza poco a poco, tal vez solo una hora al día, y aumenta gradualmente

Recuerda, el objetivo no es nunca usar estos sitios. Es usarlos intencionalmente, no reactivamente.

2. No Molestar: Tu Fortaleza Digital

El modo "No Molestar" de tu teléfono es como levantar el puente levadizo a tu atención. Mantiene las notificaciones a raya, permitiéndote concentrarte en la tarea en cuestión.

John configuró períodos automáticos de "No Molestar" durante sus horas de escritura. No más pings, dings, o zumbidos que interrumpan su enfoque.

Consejos para el uso efectivo de "No Molestar":

- Programa períodos regulares de NMD
- Personaliza la configuración para permitir llamadas importantes (como de familiares) que pasen
- Informa a los colegas sobre tus tiempos de NMD para establecer expectativas

3. Seguimiento del Tiempo de Pantalla: Tu Espejo Digital

La mayoría de los teléfonos inteligentes ahora vienen con funciones integradas de seguimiento del tiempo de pantalla. Estas actúan como un espejo, reflejando tus hábitos digitales.

John se sorprendió cuando revisó por primera vez su informe de tiempo de pantalla. ¡Estaba pasando un promedio de 4 horas al día en redes sociales! Esta conciencia fue el primer paso para cambiar sus hábitos.

Cómo aprovechar al máximo el seguimiento del tiempo de pantalla:

- Revisa tu informe semanalmente
- Establece metas para reducir el tiempo en aplicaciones distractoras
- Celebra tu progreso, sin importar cuán pequeño sea

La Revolución en la Escuela Secundaria: Un Estudio de Caso

Ampliemos un momento y veamos cómo estos principios pueden transformar toda una comunidad.

Una escuela secundaria en California estaba luchando con la participación de los estudiantes. Las calificaciones estaban bajas, y los maestros informaban que los estudiantes parecían constantemente distraídos. ¿El culpable? Los teléfonos inteligentes.

La escuela decidió implementar una política audaz: aulas sin teléfonos. Esto fue lo que sucedió:

- La participación de los estudiantes mejoró drásticamente
- Las calificaciones aumentaron en un promedio del 15%
- Los maestros informaron discusiones de clase más significativas
- Los incidentes de ciberacoso disminuyeron

La directora, la Sra. Rodríguez, señaló: "Fue como si diéramos permiso a los estudiantes para concentrarse. Sin el constante tirón de sus teléfonos, redescubrieron la alegría de aprender."

Implementación de Tus Límites Digitales

Ahora que hemos visto el poder de los límites digitales, ¿cómo puedes implementarlos en tu propia vida? Aquí tienes una guía paso a paso:

1. Evalúa Tus Hábitos Actuales

Antes de que puedas cambiar tus hábitos digitales, necesitas entenderlos. Usa la función de seguimiento de tiempo de pantalla de tu dispositivo durante una semana. No intentes cambiar nada todavía, solo observa.

2. Identifica Tus Mayores Pérdidas de Tiempo

Mira tu informe de tiempo de pantalla. ¿Qué aplicaciones están consumiendo la mayor parte de tu tiempo? ¿Están alineadas con tus objetivos y prioridades?

3. Establece Metas Claras

Basado en tu evaluación, establece metas claras y alcanzables. Tal vez quieras reducir el uso de redes sociales en 30 minutos al día, o tener dos horas de trabajo ininterrumpido cada mañana.

4. Elige Tus Herramientas

Selecciona las herramientas que te ayudarán a alcanzar tus objetivos. Esto podría incluir:

- Un bloqueador de aplicaciones como Freedom o Cold Turkey
- El modo "No Molestar" integrado de tu dispositivo
- Un temporizador de enfoque dedicado como la aplicación Pomodoro

5. Crea un Horario

Planifica cuándo implementarás tus límites digitales. Esto podría verse así:

- Bloqueo de redes sociales de 9am a 12pm diariamente
- Configurar "No Molestar" de 2pm a 4pm para trabajo profundo
- Tener una regla de "sin teléfonos en la mesa del comedor"

6. Comunica Tus Límites

Informa a otros sobre tus nuevos límites digitales. Esto establece expectativas y puede prevenir malentendidos.

7. Comienza Poco a Poco y Construye

No trates de reformar toda tu vida digital de la noche a la mañana. Comienza con pequeños cambios y aumenta gradualmente.

8. Revisa y Ajusta

Revisa regularmente tu progreso y ajusta tus estrategias según sea necesario. ¿Qué está funcionando? ¿Qué no? Sé flexible y dispuesto a experimentar.

La Transformación Digital de John

Regresemos a John y veamos cómo la implementación de límites digitales transformó su vida laboral.

John comenzó de a poco. Utilizó Freedom para bloquear las redes sociales durante solo una hora cada mañana. Se sorprendió de cuánto podía lograr en esa hora sin distracciones.

Animado, amplió su tiempo bloqueado a tres horas cada día, de 9 a.m. a 12 p.m. También activó la función "No molestar" durante estas horas.

Los resultados fueron dramáticos. John se dio cuenta de que completaba artículos en la mitad del tiempo que solía tomarle. La calidad de su escritura también mejoró: sin interrupciones constantes, podía profundizar más en sus temas.

Pero los beneficios no fueron solo profesionales. John notó que se sentía menos ansioso y más presente en su vida diaria. Sin la constante atracción de las notificaciones, se encontró más involucrado en las conversaciones con amigos y familiares.

Su mejorada productividad llevó a más tiempo libre, que utilizó para comenzar una novela que había pospuesto por mucho tiempo. En seis meses, tenía un borrador completo, algo que había estado tratando de hacer durante años.

La experiencia de John muestra que los límites digitales no se tratan de privación. Se trata de intencionalidad. Al elegir cuándo y cómo interactuar con la tecnología, John recuperó el control sobre su tiempo y atención.

La Visión General

La historia de John refleja una tendencia creciente. A medida que nuestras vidas se vuelven cada vez más digitales, la capacidad de gestionar nuestro tiempo en línea se está convirtiendo en una habilidad crucial.

Los límites digitales no se tratan de desconectarse por completo. Se trata de crear una relación saludable con la tecnología. Se trata de usar la tecnología como una herramienta, en lugar de ser usados por ella.

Esta habilidad se está volviendo cada vez más valiosa en el lugar de trabajo. Las empresas están comenzando a reconocer la importancia del tiempo de trabajo enfocado. Algunas están implementando políticas como "Miércoles sin reuniones" o "Viernes sin correos electrónicos" para dar a los empleados tiempo de enfoque sin interrupciones.

En la educación, las escuelas están lidiando con cómo enseñar a los estudiantes a gestionar sus vidas digitales. Algunas, como la escuela secundaria en nuestro estudio de caso, están dando pasos audaces para crear espacios libres de teléfonos.

Como individuos, gestionar nuestros límites digitales puede llevar a una mejor productividad, mejor salud mental y conexiones más significativas con los demás.

El Futuro del Enfoque

A medida que miramos hacia el futuro, la capacidad de gestionar nuestras vidas digitales solo se volverá más importante. Con el auge de la inteligencia artificial y la realidad virtual, las líneas entre nuestras vidas en línea y fuera de línea continuarán difuminándose.

En este contexto, la habilidad de establecer y mantener límites digitales será crucial. Será la diferencia entre estar abrumado por la tecnología y aprovecharla para mejorar nuestras vidas y trabajo.

Entonces, ¿estás listo para establecer tus límites digitales? Recuerda, no se trata de una ejecución perfecta. Se trata de progreso. Comienza de a poco, sé consistente y observa cómo recuperas tu tiempo y atención.

Tu yo futuro, más enfocado, está esperando. Es hora de trazar la línea.

USO DE BIOFEEDBACK Y NEUROFEEDBACK PARA EL ENTRENAMIENTO DEL ENFOQUE

Emma estaba sentada con las piernas cruzadas en su cojín de meditación, ojos cerrados, respirando profundamente. Había estado practicando la meditación durante años, pero últimamente se sentía estancada. Su mente divagaba más que nunca y le costaba lograr el enfoque profundo que una vez disfrutó.

Entonces, un amigo le presentó los dispositivos de neurofeedback. Escéptica pero curiosa, Emma decidió intentarlo. Se colocó una banda EEG y comenzó una sesión guiada.

Los resultados fueron inmediatos y profundos. En minutos, Emma se encontró en un estado de enfoque que no había experimentado en meses. Era como si alguien le hubiera entregado un mapa de su propia mente.

Bienvenido al mundo del biofeedback y neurofeedback para el entrenamiento del enfoque.

El Poder del Feedback

Las tecnologías de biofeedback y neurofeedback son como tener un entrenador personal para tu cerebro. Proporcionan datos en tiempo real sobre tus estados fisiológicos y cerebrales, permitiéndote entrenar tu enfoque de manera más efectiva.

Pero, ¿cómo funcionan exactamente estas tecnologías? Vamos a desglosarlo.

1. Bandas EEG: Tu Guía de Meditación

Las bandas EEG (electroencefalograma) como Muse son como tener un profesor de meditación en tu frente. Miden tus ondas cerebrales y traducen esos datos en feedback fácil de entender.

Emma encontró que la banda Muse era un cambio radical para su práctica de meditación. Así es como funciona:

- La banda mide tus ondas cerebrales en tiempo real
- Traduce estos datos en sonidos de la naturaleza
- Cuando tu mente está tranquila y enfocada, escuchas clima pacífico
- Cuando tu mente divaga, los sonidos del clima se vuelven tormentosos

Este feedback inmediato permitió a Emma reconocer cuando su mente se desviaba y volver a enfocarse. Era como tener ruedas de entrenamiento para su atención.

Consejos para usar las bandas EEG de manera efectiva:

- Comienza con sesiones cortas (5-10 minutos) y aumenta gradualmente

- Usa los datos para seguir tu progreso con el tiempo
- No te desanimes por las sesiones "tormentosas": son parte del proceso de aprendizaje

2. Rastreadores de Variabilidad de la Frecuencia Cardíaca (HRV): Tu Gestor de Estrés

Los rastreadores de HRV miden la variación en el tiempo entre tus latidos cardíacos. Esto puede parecer no relacionado con el enfoque, pero en realidad es un indicador poderoso de tus niveles de estrés y estado mental general.

Emma comenzó a usar un rastreador de HRV junto con su práctica de meditación. Se sorprendió al aprender cuánto sus niveles de estrés impactaban su capacidad para concentrarse.

Cómo el seguimiento de HRV puede mejorar el enfoque:

- Un HRV más alto está asociado con mejor enfoque y rendimiento cognitivo
- Los ejercicios de HRV pueden ayudarte a aprender a controlar tu respuesta fisiológica al estrés
- El entrenamiento regular de HRV puede mejorar tu resiliencia general a las distracciones

Emma descubrió que al mejorar su HRV a través de ejercicios específicos de respiración, podía mantener el enfoque por períodos más largos, incluso en situaciones estresantes.

3. Software de Neurofeedback: Tu Gimnasio Cerebral

Los programas de software de neurofeedback son como un gimnasio para tu cerebro. Te permiten entrenar patrones específicos de ondas cerebrales asociados con el enfoque y la atención.

Emma se sintió intrigada por esta tecnología y decidió probar un programa profesional de neurofeedback. Así es como funcionó:

- Se colocaron sensores en su cuero cabelludo para medir la actividad de las ondas cerebrales
- Jugaba un videojuego que respondía a sus patrones de ondas cerebrales
- Cuando producía los patrones de ondas cerebrales deseados (asociados con el enfoque), era recompensada en el juego
- Con el tiempo, su cerebro aprendió a producir estos patrones con más facilidad

Emma encontró que después de varias semanas de entrenamiento, podía entrar en un estado de enfoque más rápidamente y mantenerlo por períodos más largos.

La Revolución del Bienestar Corporativo: Un Estudio de Caso

Vamos a ampliar la perspectiva y ver cómo estas tecnologías pueden transformar toda una organización.

Una gran empresa tecnológica estaba luchando con el agotamiento de los empleados y la disminución de la productividad. Decidieron introducir un programa de entrenamiento de biofeedback como parte de su iniciativa de bienestar corporativo.

Esto fue lo que sucedió:

- Se les dieron rastreadores de HRV a los empleados y acceso a software de neurofeedback
- Participaron en sesiones de entrenamiento semanales para aprender a usar la tecnología
- Después de tres meses, los niveles de estrés reportados disminuyeron un 25%
- Las métricas de productividad mejoraron en todos los ámbitos
- Las puntuaciones de satisfacción de los empleados aumentaron

La directora de recursos humanos, Lisa, señaló, "Vimos una transformación completa en nuestra cultura de trabajo. Las personas estaban más enfocadas, menos estresadas y generalmente más felices. Fue como si les diéramos las herramientas para gestionar sus propios estados mentales."

Implementando Biofeedback y Neurofeedback en Tu Vida

¿Emocionado acerca de las posibilidades de estas tecnologías? Aquí te mostramos cómo puedes comenzar a incorporarlas en tu propio entrenamiento de enfoque:

1. Comienza con la Meditación

Antes de sumergirte en la tecnología, establece una práctica básica de meditación. Esto te dará una base sobre la cual construir.

2. Elige Tu Herramienta

Decide con qué tecnología quieres comenzar. Las cintas EEG son excelentes para mejorar la meditación, los rastreadores de HRV para el manejo del estrés, y el software de neurofeedback para un entrenamiento cerebral más específico.

3. Establece un Horario Regular de Práctica

La consistencia es clave. Reserva tiempo cada día para tu entrenamiento, incluso si son solo 10 minutos.

4. Rastrea Tu Progreso

Usa los datos proporcionados por tu herramienta elegida para monitorear tu mejora con el tiempo. Esto puede ser increíblemente motivador.

5. Combina Tecnologías

A medida que te sientas más cómodo, intenta combinar diferentes herramientas. Por ejemplo, usa una cinta EEG mientras también rastreas tu HRV.

6. Aplica Tus Habilidades

El objetivo final es aplicar tus habilidades de enfoque mejoradas en tu vida diaria. Presta atención a cómo tu enfoque mejorado impacta tu trabajo, relaciones y bienestar general.

La Transformación del Enfoque de Emma

Volvamos a Emma y veamos cómo el biofeedback y el neurofeedback transformaron sus habilidades de enfoque.

Emma comenzó con la cinta Muse, usándola durante 10 minutos cada mañana. Se sorprendió de lo rápido que podía identificar cuando su mente se desviaba y volver a enfocarse.

Animada por su progreso, añadió el entrenamiento de HRV a su rutina. Usó una simple aplicación para smartphone que la guiaba a través de ejercicios de respiración para mejorar su HRV. Descubrió que en los días que hacía su entrenamiento de HRV, era más resistente al estrés y las distracciones.

Finalmente, Emma decidió invertir en una serie de sesiones profesionales de neurofeedback. En el transcurso de dos meses, completó 16 sesiones. Los resultados fueron profundos. Se encontró capaz de entrar en un estado de enfoque profundo casi a voluntad.

Los beneficios se extendieron mucho más allá de su práctica de meditación. Emma notó mejoras en varias áreas de su vida:

- Su productividad laboral se disparó. Podía completar proyectos en la mitad del tiempo que le solía tomar.
- Sus relaciones mejoraron. Estaba más presente en las conversaciones, realmente escuchando en lugar de perderse en sus propios pensamientos.
- Su creatividad floreció. Con su habilidad mejorada para concentrarse, finalmente comenzó a escribir la novela que había estado soñando durante años.

- Sus niveles de estrés disminuyeron drásticamente. Se sintió más en control de su estado mental, incluso en situaciones desafiantes.

La experiencia de Emma muestra que el biofeedback y el neurofeedback no solo se tratan de mejorar el enfoque, sino de mejorar la calidad de vida en general.

El Futuro del Entrenamiento de Enfoque

Al mirar hacia el futuro, las tecnologías de biofeedback y neurofeedback están preparadas para jugar un papel cada vez más importante en el entrenamiento de enfoque y el bienestar mental.

Los investigadores están explorando cómo estas tecnologías pueden usarse para tratar condiciones como el TDAH, la ansiedad y la depresión. Algunas escuelas están experimentando con programas de neurofeedback para ayudar a los estudiantes a mejorar su atención y habilidades de aprendizaje.

En el lugar de trabajo, podemos ver herramientas de biofeedback convertirse en algo tan común como escritorios de pie o sillas ergonómicas: solo otra herramienta para optimizar nuestro rendimiento mental.

Pero es importante recordar que estas tecnologías son herramientas, no soluciones mágicas. Funcionan mejor cuando se combinan con otras prácticas que mejoran el enfoque como la atención plena, buenos hábitos de sueño y una dieta saludable.

El Poder Está en Tus Manos (y Cabeza)

El aspecto más emocionante del biofeedback y el neurofeedback es el control que nos da sobre nuestros propios estados mentales. Durante siglos, el funcionamiento de la mente ha sido algo misterioso. Ahora, tenemos herramientas que nos permiten observar e influir en nuestros procesos mentales en tiempo real.

Esto no significa que sea fácil. Como cualquier habilidad, entrenar tu enfoque requiere tiempo, paciencia y práctica constante. Pero con estas tecnologías, tenemos más apoyo en este viaje que nunca antes.

Entonces, ¿estás listo para tomar el control de tu enfoque? Recuerda, el objetivo no es la perfección. Es el progreso. Comienza pequeño, sé consistente y lo más importante, sé amable contigo mismo en el proceso.

Tu futuro yo más enfocado está esperando. Es hora de sintonizar.

CONSIDERACIONES ÉTICAS EN EL USO DE LA TECNOLOGÍA PARA EL MEJORAMIENTO DEL ENFOQUE

La Dra. Elena Rodríguez se recostó en su silla, con el ceño fruncido en profundo pensamiento. Como neurocientífica especializada en mejora cognitiva, estaba a la vanguardia del desarrollo de tecnologías que podrían revolucionar el enfoque y la productividad humana. Sin embargo, mientras revisaba los últimos datos de los experimentos de su laboratorio, una inquietante sensación de inquietud se apoderó de ella.

Los resultados eran innegablemente impresionantes. Los participantes que usaban la nueva interfaz cerebro-computadora mostraron una mejora del 40% en tareas de atención sostenida. Su capacidad para filtrar distracciones había aumentado dramáticamente y su rendimiento cognitivo general estaba por las nubes.

Pero ¿a qué costo?

La Dra. Rodríguez no podía quitarse de encima la sensación de que estaban abriendo la caja de Pandora. Mientras se preparaba para su presentación en la próxima Conferencia de Neuroética, sabía que tenía que abordar el elefante en la habitación: las implicaciones éticas de estas tecnologías que mejoran el enfoque.

El Campo Minado Ético de la Mejora Cognitiva

A medida que las tecnologías que mejoran el enfoque avanzan a una velocidad vertiginosa, es crucial hacer una pausa y considerar las implicaciones éticas y los posibles impactos sociales. Estas tecnologías prometen revolucionar cómo trabajamos, aprendemos y vivimos. Pero también plantean profundas preguntas sobre equidad, privacidad y lo que significa ser humano.

Vamos a profundizar en algunas de las consideraciones éticas clave:

1. Privacidad y Recolección de Datos: El Cerebro Bajo Vigilancia

Las interfaces cerebro-computadora (BCI) ofrecen conocimientos sin precedentes sobre nuestros procesos cognitivos. Pero también recopilan vastas cantidades de datos increíblemente personales. A la Dra. Rodríguez le preocupaba el posible uso indebido de esta información.

Las preocupaciones clave incluyen:

- ¿Quién es el dueño de los datos recopilados por las BCI?
- ¿Cómo podemos garantizar que estos datos no sean utilizados para manipulación o explotación?
- ¿Qué medidas de seguridad se necesitan para proteger contra el pirateo o el acceso no autorizado?

La Dra. Rodríguez imaginaba un escenario donde los empleadores pudieran acceder a los datos cognitivos de los empleados, usándolos para tomar decisiones de contratación y despido. O las compañías de seguros ajustando primas basadas en el "perfil cognitivo" de alguien. Las posibilidades eran tanto fascinantes como aterradoras.

2. Equidad en Entornos Competitivos: Creando "Tenedores" y "No Tenedores" Cognitivos

A medida que las tecnologías de mejora cognitiva se vuelven más generalizadas, inevitablemente surgen preguntas de equidad. La Dra. Rodríguez reflexionó sobre las implicaciones para la educación, el empleo e incluso los deportes.

Considera estos escenarios:

- Estudiantes usando dispositivos de neurofeedback para prepararse para exámenes
- Solicitantes de empleo mejorando su enfoque para superar a otros en entrevistas
- Atletas usando mejora cognitiva para obtener una ventaja competitiva

¿Es justo que algunos individuos tengan acceso a estas tecnologías mientras otros no? ¿Crea un campo de juego desigual? Y si estas tecnologías se vuelven generalizadas, ¿habrá presión para que todos las usen solo para mantenerse al día?

3. La Naturaleza de las Capacidades Cognitivas "Naturales": Redefiniendo el Potencial Humano

Quizás la pregunta ética más profunda es cómo estas tecnologías podrían remodelar nuestra comprensión de la cognición humana y el potencial.

El Dr. Rodríguez luchaba con preguntas como:

- Si podemos mejorar drásticamente el enfoque y el rendimiento cognitivo, ¿qué significa eso para nuestro concepto de inteligencia?
- ¿Estamos cambiando fundamentalmente lo que significa ser humano?
- ¿Hay valor en preservar las habilidades cognitivas "naturales"?

Estas preguntas tocan temas filosóficos profundos sobre la naturaleza humana y la ética de la mejora.

El Dilema Universitario: Un Estudio de Caso

Para ilustrar estas complejidades éticas, veamos un escenario del mundo real que encontró el Dr. Rodríguez.

El comité de ética de una universidad prestigiosa estaba debatiendo si permitir el uso de dispositivos de neurofeedback para la preparación de exámenes. La tecnología había mostrado resultados prometedores en mejorar el enfoque y la retención de información.

Los defensores argumentaron:

- Podría nivelar el campo de juego para estudiantes con dificultades de atención
- Prepararía a los estudiantes para un mundo donde la mejora cognitiva es común
- Podría reducir el estrés y mejorar el bienestar general

Los opositores contraargumentaron:

- Podría exacerbar las desigualdades existentes, ya que no todos los estudiantes podrían costear los dispositivos
- Podría presionar a los estudiantes a usar tecnología con la que no se sienten cómodos
- Podría socavar el valor de las habilidades cognitivas "naturales"

El debate continuó con argumentos apasionados de ambos lados. El Dr. Rodríguez fue llamado como consultor experto y se encontró dividido.

Navegando el Laberinto Ético

Mientras el Dr. Rodríguez preparaba sus recomendaciones, se dio cuenta de que no había respuestas fáciles. Sin embargo, creía que al abordar estos temas de manera reflexiva y proactiva, podríamos aprovechar los beneficios de las tecnologías que mejoran el enfoque mientras mitigamos los posibles daños.

Aquí están algunos de los puntos clave que planeaba enfatizar:

1. Transparencia y Consentimiento Informado

Cualquier uso de tecnologías de mejora cognitiva debe ser completamente transparente. Los usuarios deben estar completamente informados sobre cómo funciona la tecnología, qué datos se recopilan y cómo se utilizarán.

2. Acceso Igualitario

Si estas tecnologías se van a utilizar en entornos educativos o profesionales, deben hacerse esfuerzos para garantizar el acceso igualitario. Esto podría implicar subsidios para usuarios de bajos ingresos o restricciones en el uso en ciertas situaciones de alto impacto.

3. Preservación de la Elección

Nadie debería sentirse obligado a usar tecnologías de mejora cognitiva. Siempre debe haber opciones para aquellos que prefieren confiar en las habilidades cognitivas "naturales".

4. Investigación y Monitoreo Continuos

Necesitamos estudios robustos y a largo plazo sobre los efectos de estas tecnologías. Esto incluye no solo impactos cognitivos, sino también efectos psicológicos y sociales.

5. Regulación Adaptativa

A medida que estas tecnologías evolucionan, nuestros marcos regulatorios deben mantenerse al día. Necesitamos regulaciones flexibles y adaptativas que puedan responder a nuevos desarrollos y preocupaciones éticas emergentes.

6. Diálogo Público

Estos temas nos afectan a todos. Necesitamos un diálogo público continuo sobre la ética de la mejora cognitiva, involucrando voces y perspectivas diversas.

La Visión a Largo Plazo: Equilibrando Progreso y Precaución

Mientras el Dr. Rodríguez finalizaba su presentación, reflexionó sobre el panorama general. Las tecnologías de mejora cognitiva tienen el potencial de desbloquear el potencial humano de maneras sin precedentes. Podrían ayudarnos a resolver desafíos globales, empujar los límites del logro humano y mejorar la calidad de vida de millones.

Pero este potencial viene con gran responsabilidad. Debemos proceder con precaución, siempre manteniendo las consideraciones éticas al frente.

El Dr. Rodríguez pensó en su propio uso de tecnologías que mejoran el enfoque. Había experimentado con neurofeedback y lo encontró increíblemente útil en su trabajo. Pero también era muy consciente de la necesidad de mantener un equilibrio, de no depender excesivamente de la tecnología para el rendimiento cognitivo.

Mientras daba los últimos toques a su presentación, el Dr. Rodríguez sintió un renovado sentido de propósito. Sabía que al abordar estos problemas éticos de frente, podríamos trazar un camino que maximice los beneficios de las tecnologías que mejoran el enfoque mientras protegemos nuestros valores y humanidad.

El Camino a Seguir: Innovación Ética

Al estar al borde de una revolución cognitiva, es crucial que avancemos con entusiasmo y responsabilidad ética. Aquí hay algunos puntos clave:

1. Mantente Informado: Mantente al tanto de los desarrollos en tecnologías que mejoran el enfoque y los debates éticos que los rodean.

2. Participa en el Diálogo: Participa en discusiones sobre estos temas, ya sea en tu lugar de trabajo, institución educativa o comunidad.

3. Practica el Uso Consciente: Si decides usar tecnologías que mejoran el enfoque, hazlo de manera consciente y ética. Sé consciente de tu uso y sus impactos.

4. Apoya la Investigación Ética: Aboga por y apoya la investigación que examine tanto los beneficios como los posibles riesgos de estas tecnologías.

5. Mantén el Equilibrio: Recuerda que la tecnología debe mejorar, no reemplazar, nuestras habilidades cognitivas naturales. Lucha por un equilibrio entre la asistencia tecnológica y las técnicas de enfoque natural.

Al concluir este capítulo sobre la tecnología como un aliado en la mejora del enfoque, está claro que estamos entrando en un territorio desconocido. Los beneficios potenciales son enormes, pero también lo son los desafíos éticos. Al abordar estos problemas de manera reflexiva y proactiva, podemos aprovechar el poder de la tecnología para mejorar nuestro enfoque mientras preservamos nuestros valores y humanidad.

10

MANTENIENDO EL ENFOQUE A LARGO PLAZO

CONSTRUYENDO UN ESTILO DE VIDA ORIENTADO AL ENFOQUE

Crear un ambiente y una rutina diaria que apoyen naturalmente el enfoque sostenido y la productividad no se trata solo de fuerza de voluntad. Se trata de prepararte para el éxito. Al hacer cambios pequeños pero impactantes en tu entorno y hábitos, puedes mejorar drásticamente tu capacidad para concentrarte y hacer las cosas.

Vamos a profundizar en los elementos clave para construir un estilo de vida orientado al enfoque:

Designa Espacios Específicos para el Trabajo Enfocado

Tu entorno físico juega un papel importante en tu capacidad de enfocarte. Tener un espacio dedicado para el trabajo puede ayudar a tu cerebro a cambiar más fácilmente al "modo de enfoque".

Aquí hay algunos consejos para crear un espacio de trabajo propicio para el enfoque:

- Elige un área tranquila: Elige un lugar alejado de las áreas de mucho tráfico en tu hogar u oficina.
- Manténlo limpio y organizado: Un espacio desordenado lleva a una mente desordenada.
- Hazlo cómodo: Invierte en una buena silla e iluminación adecuada.
- Minimiza las distracciones: Orienta tu escritorio lejos de ventanas o áreas concurridas si es posible.

Recuerda, tu área de trabajo no tiene que ser lujosa. Incluso un pequeño rincón de una habitación puede funcionar si se usa consistentemente para tareas enfocadas.

Consejo profesional: Si no puedes tener un espacio de trabajo permanente, crea un "kit de enfoque" con elementos como auriculares con cancelación de ruido, un cuaderno específico y una vela con un aroma que mejore el enfoque. Usa estos elementos para crear una zona de enfoque portátil dondequiera que estés.

Establece Rutinas Diarias Consistentes

A nuestro cerebro le encanta la rutina. Al seguir un horario diario consistente, estás entrenando a tu mente para esperar enfoque en ciertos momentos.

Aquí te mostramos cómo construir una rutina amigable con el enfoque:

1. Despiértate a la misma hora todos los días, incluso los fines de semana.

2. Comienza tu día con una actividad que potencie el enfoque, como meditación o ejercicio.

3. Programa tus tareas más importantes durante tus horas pico de energía.

4. Usa el bloqueo de tiempo para dedicar períodos específicos a diferentes tipos de trabajo.

5. Termina tu jornada laboral con un ritual de cierre para señalar a tu cerebro que es hora de desconectar.

Crear una rutina no significa que tus días tengan que ser aburridos o inflexibles. Piénsalo como un marco que apoya tu enfoque, no un horario rígido que controle tu vida.

Incorpora Pausas Regulares y Períodos de Recuperación

Puede parecer contraproducente, pero tomar descansos es crucial para mantener el enfoque. Nuestros cerebros no están diseñados para trabajar sin parar. Las pausas regulares ayudan a prevenir la fatiga mental y te mantienen alerta.

Prueba estas estrategias de descanso:

- Usa la Técnica Pomodoro: Trabaja durante 25 minutos y luego toma un descanso de 5 minutos.
- Toma un descanso adecuado para almorzar lejos de tu espacio de trabajo.
- Dale un paseo corto o haz algunos estiramientos cada par de horas.
- Practica la regla 20-20-20 si trabajas en una computadora: Cada 20 minutos, mira algo a 20 pies de distancia durante 20 segundos.

Recuerda, los descansos no son tiempo perdido. Son una inversión en tu enfoque y productividad.

Ahora, veamos cómo estos principios pueden funcionar en la vida real con un estudio de caso.

La Transformación del Enfoque de Sarah

Sarah, una escritora freelance, estaba luchando con la productividad y el estrés. Su trabajo estaba disperso por todo su apartamento, a menudo trabajaba hasta tarde en la noche y se sentía constantemente distraída. Así es como transformó su entorno y rutina para mejorar su enfoque:

1. Creación de un Espacio de Trabajo Dedicado

Sarah despejó una habitación libre y la convirtió en una oficina en casa. Pintó las paredes de un color azul calmante y colocó un escritorio orientado en dirección contraria a la ventana para minimizar distracciones. También invirtió en auriculares con cancelación de ruido para momentos en que el ruido exterior era inevitable.

2. Establecimiento de una Rutina Consistente

El nuevo horario diario de Sarah era así:

- 6:30 AM: Despertarse
- 7:00 AM: Sesión de meditación de 15 minutos
- 7:30 AM: Desayuno y planificación del día
- 8:30 AM - 12:30 PM: Sesión de trabajo profundo (con breves descansos)
- 12:30 PM - 1:30 PM: Almuerzo y paseo corto
- 1:30 PM - 5:00 PM: Segunda sesión de trabajo (mezcla de trabajo concentrado y tareas administrativas)
- 5:00 PM: Revisión de fin de día y ritual de cierre

3. Incorporación de Pausas y Recuperación

Sarah comenzó a usar la Técnica Pomodoro, trabajando en ráfagas de 25 minutos de concentración seguidas de descansos de 5 minutos. También se aseguró de alejarse de su escritorio para almorzar y dar un paseo corto para refrescar su mente.

Los Resultados

Después de implementar estos cambios durante tres meses, Sarah vio mejoras notables:

- Su productividad aumentó en un 30%, lo que le permitió asumir más clientes sin trabajar más horas.
- Reportó sentirse menos estresada y más en control de su trabajo.
- La calidad de su sueño mejoró, probablemente debido a la jornada laboral más estructurada y la hora de dormir consistente.
- Disfrutaba más de su trabajo, encontrando más fácil entrar en un estado de flujo durante sus sesiones de trabajo concentrado.

La experiencia de Sarah muestra que pequeños cambios consistentes pueden llevar a grandes mejoras en enfoque y productividad. Al crear un entorno y una rutina de apoyo, pudo transformar su vida laboral.

Construyendo Tu Propio Estilo de Vida Orientado al Enfoque

Ahora que hemos explorado los elementos clave de un estilo de vida orientado al enfoque y hemos visto cómo pueden funcionar en la práctica, es hora de pensar cómo puedes aplicar estos principios a tu propia vida.

Comienza evaluando tu situación actual:

- ¿Dónde realizas actualmente tu trabajo más importante?
- ¿Cómo es tu rutina diaria?
- ¿Con qué frecuencia tomas descansos y qué haces durante esos descansos?

A continuación, piensa en dónde puedes hacer mejoras:

- ¿Hay un espacio en tu casa u oficina que podría convertirse en un área de enfoque dedicada?
- ¿Hay ciertos momentos del día en los que tiendes a estar más concentrado? ¿Cómo puedes proteger esos momentos para tu trabajo más importante?
- ¿Qué tipo de horario de descansos podría funcionar mejor para ti?

Recuerda, construir un estilo de vida orientado al enfoque es un proceso. No tienes que cambiar todo de la noche a la mañana. Comienza con uno o dos pequeños cambios y construye a partir de ahí.

Aquí tienes algunas ideas para empezar:

- Limpia tu escritorio y solo mantén los elementos esenciales al alcance.
- Establece una hora de despertar consistente para la próxima semana.
- Prueba la Técnica Pomodoro por un día y observa cómo te sientes.
- Identifica una distracción recurrente en tu entorno y encuentra una manera de eliminarla o minimizarla.

La clave es experimentar y encontrar lo que mejor funciona para ti. Lo que ayuda a una persona a concentrarse puede ser una distracción para otra. Sé paciente contigo mismo mientras pruebas diferentes estrategias y no tengas miedo de ajustar tu enfoque a medida que avanzas.

Construir un estilo de vida orientado al enfoque no se trata de forzarte a concentrarte más. Se trata de crear un entorno y una rutina que apoyen naturalmente tu capacidad para enfocarte. Al hacer estos cambios, te estás preparando para el éxito y facilitando hacer tu mejor trabajo.

Recuerda, el enfoque es una habilidad que se puede desarrollar con el tiempo. Cuanto más practiques y más apoye tu entorno, más fácil será mantener un enfoque profundo y productivo. Así que empieza poco a poco, sé consistente y observa cómo tu capacidad de enfoque transforma tu trabajo y tu vida.

DESARROLLAR UNA MENTALIDAD DE CRECIMIENTO PARA LA MEJORA CONTINUA

Cuando se trata de mejorar el enfoque y la concentración, tu mentalidad juega un papel crucial. Una mentalidad de crecimiento, la creencia de que puedes desarrollar y mejorar tus habilidades a través del esfuerzo y la práctica, puede ser un cambio de juego en tu camino hacia un mejor enfoque.

Vamos a profundizar en cómo puedes cultivar esta poderosa mentalidad y usarla para mejorar continuamente tus habilidades de concentración.

Acepta los Desafíos como Oportunidades de Crecimiento

En el mundo del enfoque y la concentración, los desafíos no son tus enemigos. Son tus compañeros de entrenamiento. Cada vez que te enfrentas a una tarea difícil o una situación de distracción, se te da la oportunidad de flexionar y fortalecer tus músculos de enfoque.

Aquí te mostramos cómo empezar a aceptar desafíos:

1. Reformula tu pensamiento: En lugar de decir "Esto es demasiado difícil," intenta "Esta es una oportunidad para mejorar mi enfoque."

2. Empieza pequeño: No te sumerjas en una sesión de estudio de tres horas si actualmente te cuesta concentrarte durante 15 minutos. Comienza con desafíos manejables y aumenta gradualmente la dificultad.

3. Celebra el esfuerzo: Recuerda, no se trata solo del resultado. El mismo acto de abordar una tarea desafiante te está ayudando a crecer.

4. Mantén un diario de desafíos: Escribe los desafíos de enfoque que enfrentas cada día y cómo los abordaste. Con el tiempo, verás tu progreso.

Al ver los desafíos como oportunidades, estás entrenando a tu cerebro para abordar las tareas difíciles con curiosidad y determinación en lugar de miedo o evitación.

Aprende de los Contratiempos y Ajusta las Estrategias en Consecuencia

Los contratiempos son una parte natural de cualquier proceso de crecimiento. La clave es usarlos como experiencias de aprendizaje en lugar de verlos como fracasos.

Cuando enfrentas un contratiempo en tu camino hacia un mejor enfoque:

1. Analiza lo que sucedió: ¿Hubo una distracción en particular? ¿Estabas cansado o hambriento? Comprender las circunstancias puede ayudarte a prevenir situaciones similares en el futuro.

2. Evita la autocrítica: En lugar de pensar "Simplemente soy malo en concentrarme," intenta "Mi estrategia no funcionó esta vez. ¿Qué puedo intentar ahora?"

3. Experimenta con nuevas técnicas: Si un enfoque no está funcionando, no tengas miedo de probar algo diferente. Tal vez la Técnica Pomodoro no funcione para ti, pero el bloqueo de tiempo sí.

4. Busca retroalimentación: Pide a un amigo, miembro de la familia o mentor que observe tus hábitos de trabajo y te ofrezca sugerencias. A veces, una perspectiva externa puede proporcionar ideas valiosas.

Recuerda, cada revés te proporciona datos valiosos sobre lo que funciona y lo que no para ti. Usa esta información para perfeccionar tu enfoque.

Celebrar Pequeñas Victorias y Progreso en el Camino

Crear enfoque es un viaje, no un destino. Es importante reconocer y celebrar tu progreso, por pequeño que parezca.

Aquí hay algunas maneras de reconocer tus mejoras:

1. Lleva un registro de enfoque: Al final de cada día, escribe una cosa que hiciste bien en términos de enfoque. Tal vez completaste una tarea sin revisar tu teléfono, o utilizaste con éxito una nueva técnica de concentración.

2. Usa un rastreador de progreso: Crea una representación visual de tu viaje de enfoque. Esto podría ser un gráfico simple donde marques los días que lograste tus metas de enfoque, o un rastreador más detallado de tus sesiones de enfoque.

3. Comparte tus éxitos: Cuéntale a un amigo o familiar sobre tus logros de enfoque. Compartir tu progreso puede ayudar a reforzar tu compromiso y darte un impulso de ánimo.

4. Recompénsate: Establece un sistema de recompensas por cumplir tus metas de enfoque. Esto podría ser tan simple como disfrutar de tu snack favorito después de una sesión de trabajo productiva.

Al celebrar tu progreso, refuerzas los comportamientos positivos que conducen a un mejor enfoque y te motivas a seguir mejorando.

Ahora, veamos un ejemplo de la vida real de cómo adoptar una mentalidad de crecimiento puede llevar a mejoras significativas en el enfoque y la concentración.

Narrativa: El Viaje de Enfoque de Alex

Alex, un estudiante universitario con TDAH, siempre había tenido dificultades con el enfoque y la concentración. A menudo se encontraba quedándose atrás en las clases y sintiéndose abrumado por las tareas. Después de apenas pasar su primer año, Alex decidió que era hora de un cambio.

Abrazando los Desafíos

Alex comenzó reformulando su pensamiento sobre tareas difíciles. En lugar de evitar lecturas desafiantes o tareas complejas, comenzó a verlas como oportunidades para fortalecer sus habilidades de enfoque.

Creó un "Desafío de Enfoque" para sí mismo cada semana. En la primera semana, su desafío fue leer durante 15 minutos sin distracción. Fue difícil, pero perseveró. La semana siguiente, lo aumentó a 20 minutos.

Aprendiendo de los Reveses

Por supuesto, hubo contratiempos. Algunos días, Alex se encontraba incapaz de concentrarse incluso por 10 minutos. En lugar de desanimarse, analizó lo que salió mal. Notó que en esos días, a menudo no había dormido bien o se había saltado el desayuno.

Alex comenzó a llevar un "Diario de Enfoque" donde anotaba las condiciones que parecían afectar su concentración. Usó esta información para ajustar sus hábitos, asegurándose de priorizar el sueño y desayunar bien antes de las sesiones de estudio.

Celebrando el Progreso

Alex se aseguró de reconocer cada pequeño progreso, por pequeño que fuera. Creó un gráfico colorido en su pared donde añadía una pegatina por cada día que lograba su meta de enfoque. Ver acumularse las pegatinas le daba una sensación de logro y lo motivaba a seguir adelante.

También compartió su progreso con su asesor académico, quien le proporcionó ánimo y estrategias adicionales para probar.

Los Resultados

Durante el transcurso de un año, Alex vio mejoras notables:

- Su capacidad para concentrarse durante las conferencias aumentó de unos 10 minutos a casi todo el periodo de clase.
- Pudo completar lecturas en la mitad del tiempo que solía tomarle.
- Sus calificaciones mejoraron significativamente, con su promedio aumentando de un 2.1 a un 3.4.
- Reportó sentirse más confiado y menos estresado por su trabajo académico.

Lo más importante, Alex ya no veía su TDAH como una limitación fija. Entendió que aunque presentaba desafíos, tenía el poder de desarrollar estrategias para trabajar con su cerebro en lugar de en contra.

Aplicando el Enfoque de Alex a Tu Propio Viaje de Enfoque

La historia de Alex demuestra el poder de una mentalidad de crecimiento para mejorar el enfoque y la concentración. Aquí está cómo puedes aplicar principios similares a tu propia vida:

1. Establece desafíos de enfoque regulares para ti. Comienza donde estás y aumenta gradualmente la dificultad.

2. Lleva un diario de enfoque. Anota lo que ayuda y obstaculiza tu concentración. Usa esta información para perfeccionar tus estrategias.

3. Crea una representación visual de tu progreso. Esto podría ser un gráfico, un tarro de canicas, o cualquier sistema que te permita ver tus mejoras a lo largo del tiempo.

4. Comparte tu viaje con otros. Esto podría ser con amigos, familiares, o incluso una comunidad en línea enfocada en la productividad y la concentración.

5. Sé paciente y amable contigo mismo. Recuerda que la mejora lleva tiempo y los contratiempos son una parte normal del proceso.

Desarrollar una mentalidad de crecimiento para el enfoque es más que simplemente esforzarse más. Se trata de abordar tus habilidades de concentración con curiosidad, resiliencia y una disposición para aprender y adaptarse.

Mientras continúas en tu viaje de enfoque, recuerda estos puntos clave:

- Los desafíos son oportunidades para fortalecer tus músculos de enfoque.
- Los contratiempos proporcionan información valiosa para perfeccionar tus estrategias.
- Cada pequeña mejora vale la pena celebrarla.
- Tu habilidad para enfocarte puede mejorar con la práctica y el enfoque correcto.

Al adoptar una mentalidad de crecimiento, no solo estás trabajando en tu enfoque, estás transformando tu relación con los desafíos y el aprendizaje. Esta mentalidad te servirá bien no solo para mejorar tu concentración, sino en todas las áreas de tu vida.

Entonces, ¿estás listo para comenzar tu viaje de crecimiento de enfoque? Recuerda, el camino hacia una mejor concentración comienza creyendo en tu capacidad de mejorar. Da ese primer paso hoy, abraza los desafíos que vienen, y observa cómo tus habilidades de enfoque se fortalecen día a día.

CREANDO SISTEMAS DE RESPONSABILIDAD Y REDES DE APOYO

Crear sistemas de responsabilidad y redes de apoyo puede ser un cambio de juego cuando se trata de mejorar tu enfoque y productividad. Estas estructuras externas proporcionan motivación, ánimo y un sentido de responsabilidad que pueden ayudarte a mantenerte en el camino con tus metas relacionadas con el enfoque. Vamos a profundizar en cómo puedes configurar estos sistemas y redes para potenciar tu viaje de enfoque.

Encuentra un Compañero de Responsabilidad o Únete a un Grupo Orientado al Enfoque

Tener a alguien con quien compartir tus metas e informar tu progreso puede aumentar significativamente tu motivación y compromiso. Un compañero de responsabilidad o grupo puede proporcionar apoyo, ofrecer nuevas perspectivas y ayudarte a mantenerte en el camino.

Aquí te mostramos cómo empezar:

1. Elige el compañero o grupo adecuado: Busca a alguien que tenga metas relacionadas con el enfoque similares o únete a un grupo dedicado a la productividad y mejora de la concentración.

2. Establece expectativas claras: Decide con qué frecuencia se comunicarán, qué discutirán y cómo se responsabilizarán mutuamente.

3. Sé honesto y abierto: Comparte tanto tus éxitos como tus luchas. Cuanto más transparente seas, más podrá ayudarte tu compañero o grupo.

4. Celebren las victorias juntos: Reconozcan y celebren el progreso de cada uno, por pequeño que sea.

Recuerda, el objetivo no es competir sino apoyarse e inspirarse mutuamente.

Usa Aplicaciones o Herramientas para Rastrear Sesiones de Enfoque y Productividad

La tecnología puede ser un aliado poderoso en tu búsqueda de un mejor enfoque. Hay numerosas aplicaciones y herramientas diseñadas para ayudarte a rastrear tus sesiones de enfoque y medir tu productividad.

Algunas opciones populares incluyen:

- Forest: Esta aplicación convierte el enfoque en un juego, permitiéndote cultivar árboles virtuales durante las sesiones de trabajo enfocadas.
- RescueTime: Rastrea automáticamente el tiempo que pasas en varias aplicaciones y sitios web, dándote una imagen clara de dónde va tu tiempo.
- Focusmate: Te empareja con un compañero de responsabilidad para sesiones de co-working virtual.
- Toggl: Una aplicación simple de seguimiento de tiempo que puede ayudarte a monitorear cuánto tiempo dedicas a diferentes tareas.

Al elegir una herramienta, considera:

1. Facilidad de uso: Si es demasiado complicada, es menos probable que la uses de manera constante.

2. Relevancia: Asegúrate de que rastree métricas que sean significativas para tus objetivos específicos de enfoque.

3. Factor de motivación: Algunas personas se motivan con datos, otras con representaciones visuales del progreso. Elige lo que funcione para ti.

Usar estas herramientas de manera consistente puede proporcionar valiosos insights sobre tus hábitos de enfoque y ayudarte a identificar áreas de mejora.

Comparte Objetivos y Progreso con Amigos de Confianza o Mentores

Compartir tus objetivos relacionados con el enfoque con personas en las que confías puede crear un sentido de responsabilidad externa y proporcionarte un sistema de apoyo.

Aquí te mostramos cómo compartir tus objetivos de manera efectiva:

1. Sé específico: En lugar de decir "Quiero enfocarme mejor," intenta "Aspiro a tener tres sesiones de trabajo profundo de 90 minutos por semana."

2. Explica por qué es importante: Comparte las razones detrás de tus objetivos. Esto ayuda a los demás a entenderte y apoyarte mejor.

3. Pide revisiones: Solicita que tus amigos o mentores pregunten sobre tu progreso regularmente.

4. Proporciona actualizaciones: Comparte proactivamente tus éxitos y desafíos. Esto te mantiene responsable y permite que otros te ofrezcan apoyo o consejos oportunos.

5. Esté abierto a la retroalimentación: A veces, otros pueden ver patrones u oportunidades que nosotros mismos perdemos.

Recuerda, las personas con las que compartes deben ser de apoyo y alentadoras. Elige sabiamente para crear un entorno de responsabilidad positivo.

Ahora, veamos un ejemplo de la vida real de cómo crear sistemas de responsabilidad y redes de apoyo puede llevar a mejoras significativas en el enfoque y la productividad.

Anecdota: El Grupo "Focus Mastermind"

Un grupo de cinco emprendedores, todos luchando por mantener el enfoque en sus entornos de inicio agitados, decidieron formar un grupo "Focus Mastermind". Se comprometieron a reunirse semanalmente para compartir desafíos, estrategias y avances relacionados con sus objetivos de enfoque.

Aquí te mostramos cómo estructuraron su grupo:

1. Reuniones Semanales: Se reunían todos los lunes por la mañana durante una hora a través de una videollamada.

2. Actualizaciones por Turnos: Cada miembro tenía 5 minutos para compartir sus logros y desafíos relacionados con el enfoque de la semana anterior.

3. Profundización: Un miembro cada semana tenía un espacio de 20 minutos para una discusión más profunda sobre un desafío específico de enfoque que enfrentaban. El grupo generaba soluciones juntos.

4. Establecimiento de Metas: Al final de cada reunión, los miembros establecían sus objetivos de enfoque para la próxima semana.

5. Parejas de Responsabilidad: Entre reuniones, los miembros se emparejaban para chequearse mutuamente a mitad de semana.

6. Herramienta de Seguimiento Compartida: Usaban una hoja de cálculo compartida para registrar sus sesiones diarias de enfoque, creando una representación visual del progreso de todos.

Los Resultados

Después de tres meses de reuniones consistentes, los miembros del grupo reportaron mejoras significativas:

- Aumento de la Productividad: En promedio, los miembros reportaron un aumento del 40% en su tiempo de trabajo productivo y enfocado.
- Mejor Equilibrio Trabajo-Vida: Al mejorar su enfoque durante las horas de trabajo, muchos encontraron que

podían terminar su trabajo más temprano y disfrutar de más tiempo libre.

- Soluciones Innovadoras: Las sesiones de lluvia de ideas del grupo llevaron a soluciones creativas para los desafíos de enfoque que los individuos no habían pensado por sí mismos.
- Aumento de la Motivación: Saber que tendrían que informar su progreso al grupo cada semana proporcionó motivación adicional para cumplir sus objetivos de enfoque.
- Sentido de Comunidad: Los miembros apreciaron tener una red de apoyo que entendía sus desafíos específicos y celebraba sus logros.

Un miembro, Sarah, compartió: "Antes de unirme al Focus Mastermind, estaba luchando para completar incluso una sesión de trabajo profundo a la semana. Ahora, consistentemente alcanzo mi objetivo de cuatro sesiones por semana. La responsabilidad y el apoyo del grupo han sido un cambio de juego para mí."

Aplicando Estos Principios a Tu Propio Viaje de Enfoque

El éxito del grupo Focus Mastermind demuestra el poder de la responsabilidad y el apoyo en la mejora del enfoque y la productividad. Aquí te mostramos cómo puedes aplicar principios similares en tu propia vida:

1. Forma Tu Propio Grupo de Enfoque: Contacta a amigos, colegas o comunidades en línea para encontrar personas con objetivos similares relacionados con el enfoque. Comienza con un grupo pequeño de 3-5 personas para manejabilidad.

2. Establece Reuniones Regulares: Ya sean reuniones semanales como el grupo Mastermind o revisiones diarias a través de una aplicación de mensajería, la consistencia es clave.

3. Usa Herramientas Compartidas: Encuentra una manera de rastrear y compartir tu progreso visualmente. Esto podría ser un documento en línea compartido, una aplicación de productividad con funciones de equipo, o incluso un tablero físico en un espacio compartido.

4. Celebrar Logros Juntos: Asegúrate de reconocer y celebrar el progreso de cada uno, por pequeño que sea.

5. Esté Dispuesto a Ser Vulnerable: Comparte tus luchas así como tus éxitos. Esto crea un entorno de apoyo donde todos pueden aprender unos de otros.

6. Experimenta y Ajusta: A medida que avanzas, mantente abierto a ajustar tu sistema de responsabilidad basado en lo que mejor funcione para ti y tu grupo.

Recuerda, el objetivo de estos sistemas de responsabilidad y redes de apoyo no es agregar presión o estrés a tu vida. En cambio, deben servir como fuentes de motivación, inspiración y ayuda práctica en tu viaje de mejora de enfoque.

Al implementar estas estrategias, ten en cuenta estos puntos clave:

- La consistencia es crucial. Las revisiones y actualizaciones regulares te mantienen en el camino.
- Sé específico sobre tus objetivos y progreso. Esto facilita que otros te apoyen eficazmente.
- Da tanto como recibes. Apoyar a otros en su viaje de enfoque puede ser tan beneficioso como recibir apoyo.
- Mantente flexible. Lo que funciona para una persona puede no funcionar para otra. Estate dispuesto a ajustar tu enfoque según sea necesario.

Al crear sistemas de responsabilidad fuertes y redes de apoyo, no solo estás mejorando tu propio enfoque, sino que también estás contribuyendo a una comunidad de personas comprometidas con el crecimiento personal y la productividad. Este enfoque colaborativo puede llevar a insights, estrategias y motivación que quizás nunca hubieras descubierto por tu cuenta.

Entonces, ¿estás listo para potenciar tu viaje de enfoque con el poder de la responsabilidad y el apoyo? Comienza hoy contactando a posibles compañeros de responsabilidad o explorando grupos orientados al enfoque. Recuerda, cada paso que das hacia un mejor enfoque es un paso hacia una vida más productiva, equilibrada y satisfactoria.

ADAPTAR ESTRATEGIAS DE ENFOQUE PARA DIFERENTES ETAPAS DE LA VIDA Y CIRCUNSTANCIAS

Adaptar estrategias de enfoque para diferentes etapas de la vida y circunstancias es crucial para mantener la productividad y reducir el estrés a lo largo de nuestras vidas. A medida que navegamos por diversas transiciones y enfrentamos nuevos desafíos, nuestras necesidades y habilidades de enfoque evolucionan. Exploremos cómo ajustar nuestro enfoque en la concentración y productividad a través de diferentes etapas de la vida y situaciones.

Adaptar técnicas de enfoque a transiciones específicas de carrera o vida

Los cambios de carrera y las transiciones de vida pueden afectar significativamente nuestra capacidad de concentración. Ya sea que estés comenzando un nuevo trabajo, transitando a un rol de liderazgo o regresando al trabajo después de un descanso, es esencial reevaluar y ajustar tus estrategias de enfoque.

Considera estos enfoques:

1. Nuevo Trabajo o Rol:

- Comienza con sesiones de enfoque más cortas para acomodar la curva de aprendizaje.
- Usa la Técnica Pomodoro para equilibrar el trabajo enfocado con descansos para preguntas o aclaraciones.
- Crea una "hoja de trucos de enfoque" con información clave que necesitas consultar frecuentemente.

2. Transición a Liderazgo:

- Reserva tiempos específicos para trabajo profundo en medio de reuniones e interrupciones aumentadas.
- Usa la "regla de los dos minutos" para abordar rápidamente pequeñas tareas y mantener el enfoque en proyectos más grandes.
- Implementa un sistema para delegar tareas y proteger tu tiempo de enfoque.

3. Regreso al Trabajo:

- Aumenta gradualmente tus sesiones de enfoque mientras te readaptas al entorno laboral.
- Usa el bloqueo de tiempo para crear un horario estructurado que te facilite volver a la productividad total.
- Incorpora chequeos regulares contigo mismo para evaluar tus niveles de enfoque y ajustar según sea necesario.

Recuerda, las transiciones toman tiempo. Sé paciente contigo mismo mientras adaptas tus estrategias de enfoque a nuevas circunstancias.

Adaptar estrategias para diferentes niveles de energía o condiciones de salud

Nuestra capacidad de concentración puede verse significativamente afectada por nuestros niveles de energía y salud general. Es importante reconocer estos factores y ajustar nuestro enfoque en consecuencia.

Aquí hay algunas estrategias para diferentes escenarios:

1. Días de Baja Energía:

- Concéntrate en tus tareas más importantes durante tus horas pico de energía.
- Usa el método "queso suizo": divide tareas grandes en partes pequeñas y manejables.
- Incorpora descansos más frecuentes y cortos para mantener el enfoque sin agotamiento.

2. Condiciones de Salud Crónicas:

- Crea un horario flexible que acomode tus síntomas o necesidades de tratamiento.
- Usa herramientas como auriculares con cancelación de ruido o iluminación ajustable para manejar factores ambientales que puedan afectar tu enfoque.
- Practica técnicas de atención plena para ayudar a manejar el dolor o malestar que podría distraerte.

3. Períodos de Alto Estrés:

- Prioriza actividades de autocuidado que apoyen el enfoque, como el ejercicio y el sueño adecuado.
- Usa técnicas de reducción de estrés como respiración profunda o relajación muscular progresiva antes de sesiones de enfoque.
- Divide tareas en pasos más pequeños y menos abrumadores para mantener una sensación de progreso y control.

Al adaptar tus estrategias de enfoque a tus niveles actuales de salud y energía, puedes mantener la productividad sin comprometer tu bienestar.

Modificar prácticas de enfoque para acomodar responsabilidades familiares o de cuidado

Equilibrar el trabajo o proyectos personales con responsabilidades familiares o de cuidado puede ser un desafío. Es crucial desarrollar estrategias de enfoque flexibles que te permitan cumplir con tus obligaciones mientras avanzas en tus metas.

Considera estos enfoques:

1. Sesiones de Enfoque Dividido:

- En lugar de buscar largos períodos de enfoque ininterrumpido, intenta sesiones más cortas distribuidas a lo largo del día.
- Usa rituales de transición para entrar rápidamente en un estado de concentración cuando el tiempo esté disponible.

2. Horarios Flexibles:

- Aprovecha los momentos en que tus responsabilidades de cuidado son más ligeras, como durante las siestas o el horario escolar.
- Usa una lista de verificación diaria flexible en lugar de un horario rígido para acomodar interrupciones inesperadas.

3. Responsabilidad Compartida:

- Coordina con parejas, familiares o cuidadores profesionales para crear tiempo dedicado a la concentración.
- Usa "intercambios de enfoque" donde intercambias deberes de cuidado de niños o cuidado con otra persona para

permitir a cada uno de ustedes tiempo de trabajo ininterrumpido.

4. Multitarea Consciente:

- Aunque la tarea única generalmente es más efectiva, a veces la multitarea es necesaria. Elige tareas que puedan combinarse eficazmente, como escuchar un audiolibro mientras haces tareas domésticas.

Recuerda, está bien si tu enfoque no se ve igual que antes de tener estas responsabilidades. La clave es encontrar un equilibrio que funcione para tu situación actual.

Sistema de Enfoque Flexible de María

María, gerente de marketing y nueva madre, enfrentó desafíos significativos para mantener el enfoque cuando regresó al trabajo después de la licencia por maternidad. Desarrolló un sistema de enfoque flexible que le permitió equilibrar las demandas de su trabajo y vida familiar mientras mantenía la productividad y reducía la ansiedad.

Aquí está cómo María adaptó sus estrategias de enfoque:

1. Bloqueo de Tiempo con Flexibilidad:

María creó un horario flexible para su jornada laboral, reservando tiempos para trabajo enfocado, reuniones e interrupciones potenciales por cuidado de niños. Usó un código de colores en su calendario digital para distinguir fácilmente entre estos diferentes tipos de actividades.

2. Matriz de Prioridades:

Cada mañana, María dedicaba 10 minutos a crear una matriz 2x2 de sus tareas, categorizándolas por importancia y urgencia. Esto le ayudaba a identificar rápidamente en qué enfocarse cuando tenía períodos inesperados de tiempo.

3. Sesiones de Micro-Enfoque:

En lugar de buscar largos períodos de trabajo ininterrumpido, María practicaba entrar en un estado de concentración rápidamente para ráfagas cortas de 10-20 minutos. Usaba una sencilla técnica de respiración para centrarse antes de cada micro-sesión.

4. Aliados Tecnológicos:

María usaba aplicaciones como Forest para mantenerse alejada de su teléfono durante los tiempos de enfoque y Trello para llevar un seguimiento de los proyectos y retomar fácilmente donde había dejado después de interrupciones.

5. Tiempo de Enfoque Comunal:

María se coordinaba con su pareja para tener tiempos establecidos cada semana donde pudiera trabajar sin interrupciones mientras él cuidaba de su hijo. También implementaron "horas de silencio" por la noche donde ambos se enfocaban en tareas individuales.

6. Práctica de Atención Plena:

Para manejar el estrés de equilibrar trabajo y familia, María incorporó una corta práctica diaria de meditación. Esto le ayudaba a mantenerse presente y a transitar más suavemente entre sus diferentes roles.

Resultados:

Después de implementar este sistema de enfoque flexible durante tres meses, María reportó:

- Aumento de la productividad a pesar de trabajar menos horas

- Reducción de la ansiedad sobre equilibrar responsabilidades laborales y familiares
- Mejora en su capacidad para estar presente tanto en el trabajo como con su familia
- Mayor satisfacción laboral y confianza en su capacidad para manejar su carrera junto con la maternidad

El caso de María demuestra que con creatividad y flexibilidad, es posible mantener el enfoque y la productividad incluso durante grandes transiciones de vida.

Recapitulación de Puntos Clave:

- Construir un estilo de vida orientado al enfoque crea un ambiente propicio para una atención sostenida
- Adoptar una mentalidad de crecimiento permite una mejora continua en las habilidades de enfoque
- Los sistemas de responsabilidad y las redes de apoyo proporcionan motivación externa y seguimiento
- Adaptar las estrategias de enfoque asegura relevancia y efectividad a lo largo de diferentes etapas de la vida

Pasos a Seguir:

1. Evalúa tu entorno actual y tus rutinas, identificando áreas para mejoras orientadas al enfoque

2. Inicia un diario de enfoque para seguir el progreso y cultivar una mentalidad de crecimiento

3. Ponte en contacto con un posible compañero de responsabilidad o únete a un grupo orientado al enfoque

4. Reflexiona sobre tu etapa de vida actual y ajusta tus estrategias de enfoque en consecuencia

Como hemos explorado estrategias para mantener el enfoque a largo plazo, es importante reconocer que la tecnología juega un papel cada vez más significativo en nuestra capacidad para concentrarnos. En el próximo capítulo, profundizaremos en la compleja relación entre el enfoque y la tecnología, examinando tanto los desafíos como las oportunidades que presenta nuestro mundo digital.

Recuerda, la clave para mantener el enfoque a lo largo de diferentes etapas de la vida es la flexibilidad y la autocompasión. Tu capacidad para concentrarte fluctuará con los cambios de la vida, pero con las estrategias y la mentalidad adecuadas, puedes seguir creciendo y adaptando tus habilidades de concentración para enfrentar nuevos desafíos. Al reevaluar y ajustar regularmente tu enfoque, puedes crear una práctica de enfoque sostenible que evolucione contigo a lo largo de tu viaje de vida.

CONCLUSIÓN

Al llegar al final de nuestro viaje a través del intrincado mundo del enfoque y la atención, es momento de reflexionar sobre el poder transformador de las habilidades y conocimientos que hemos explorado juntos. Este libro ha sido más que una guía de productividad; ha sido un mapa para desbloquear tu potencial completo y redefinir tu enfoque tanto en el trabajo como en la vida.

Tomemos un momento para recapitular la visión que nos ha guiado a través de estas páginas. Dominar el arte del enfoque no se trata simplemente de marcar más elementos en tu lista de tareas. Se trata de cambiar fundamentalmente cómo te relacionas con el mundo que te rodea. Al aprovechar tu capacidad para concentrarte profundamente, no solo te vuelves más eficiente, sino que también abres puertas a logros que antes parecían fuera de alcance.

Este viaje en el que nos hemos embarcado juntos es uno de crecimiento personal, éxito profesional y encontrar ese punto dulce entre la ambición y el bienestar. Se trata de reducir el estrés, construir hábitos duraderos y, en última instancia, llevar una vida más plena y significativa.

A lo largo de nuestra exploración, hemos cubierto mucho terreno. Vamos a revisar algunos de los puntos clave que forman la base de nuestro dominio del enfoque:

- Nos sumergimos en el fascinante mundo de la neurociencia, descubriendo cómo el enfoque impacta en el funcionamiento de nuestro cerebro y por qué es tan crucial en nuestro mundo cada vez más distraído.
- Identificamos los culpables comunes que roban nuestra atención y aprendimos estrategias para crear entornos que favorezcan la concentración profunda.
- Técnicas de gestión del tiempo como la Técnica Pomodoro se convirtieron en poderosos aliados en nuestra búsqueda de un enfoque mejorado.
- Exploramos el impacto transformador del mindfulness y la meditación en nuestras habilidades cognitivas.
- Aprendimos cómo aprovechar la tecnología como una herramienta para mejorar la concentración en lugar de una fuente de distracción.
- El poder de realizar una sola tarea y entrar en estados de flujo reveló nuevos niveles de productividad y satisfacción en nuestro trabajo.

Al reflexionar sobre estos temas, considera hasta dónde has llegado en tu comprensión y aplicación de técnicas de enfoque. Pero recuerda, este es solo el comienzo de tu viaje.

Principales Conclusiones

Ahora, vamos a destilar algunas de las lecciones más cruciales de nuestra exploración:

- La consistencia es clave. Pequeñas mejoras diarias en tu enfoque se acumulan con el tiempo, llevando a cambios significativos en tu productividad y satisfacción general con la vida.

- El mindfulness es un superpoder. La práctica regular mejora no solo tu capacidad para concentrarte, sino también tu función cognitiva general y tu bienestar emocional.
- Tu entorno importa más de lo que podrías pensar. Diseña tu espacio de trabajo con intención, minimizando las distracciones y maximizando tu potencial para el trabajo profundo.
- La tecnología puede ser un aliado, no solo un enemigo. Utiliza aplicaciones y herramientas estratégicamente para apoyar tus objetivos de enfoque y mejorar tu productividad.
- La autoconciencia es crucial. Comprender tus patrones personales de enfoque te permite adaptar estrategias que funcionan mejor para ti.
- El equilibrio es esencial. Alternar entre períodos de intensa concentración y descansos restaurativos optimiza tu rendimiento y previene el agotamiento.
- La formación de hábitos es un proceso. Sé paciente y persistente en el desarrollo de nuevas rutinas que mejoren el enfoque. Roma no se construyó en un día, y una mente enfocada tampoco.

Estos conocimientos forman la columna vertebral de tu kit de herramientas para el dominio del enfoque. Pero el conocimiento por sí solo no es suficiente: es hora de poner estas ideas en acción.

Tu Llamado a la Acción

Al concluir, quiero dejarte con un camino claro hacia adelante. Aquí hay pasos concretos que puedes tomar para continuar tu viaje:

1. Realiza una auditoría personal de enfoque. Evalúa tus mayores distracciones y desafíos de enfoque. Sé honesto contigo mismo: este es el primer paso hacia la mejora.

2. Establece tres objetivos específicos y medibles relacionados con el enfoque para los próximos 30 días. Tal vez sea aumentar tus sesiones de trabajo profundo en un 25% o reducir tu uso de redes sociales a la mitad.

3. Crea un horario diario de enfoque. Incorpora técnicas del libro que resonaron contigo, ya sea la programación de bloques de tiempo, la Técnica Pomodoro o los descansos programados de mindfulness.

4. Elige una práctica de mindfulness para implementar durante 10 minutos cada día. Podría ser meditación, ejercicios de respiración profunda o caminata consciente.

5. Selecciona una aplicación o herramienta que mejore el enfoque para integrar en tu flujo de trabajo. Recuerda, la tecnología puede ser un poderoso aliado cuando se usa intencionalmente.

6. Encuentra un compañero de responsabilidad o únete a una comunidad orientada al enfoque. Compartir tu viaje puede proporcionar motivación e ideas valiosas.

7. Programa una revisión semanal para evaluar tu progreso y ajustar tus estrategias según sea necesario. La flexibilidad y la autorreflexión son clave para el éxito a largo plazo.

Reflexiones Finales

Al concluir esta exploración del dominio del enfoque, quiero que recuerdes que este viaje es continuo y profundamente personal. Cada día presenta nuevas oportunidades para refinar tu enfoque y empujar los límites de tu potencial.

Habrá desafíos en el camino. Días en que las distracciones parecen abrumadoras o cuando tu mente se siente dispersa. Pero estos momentos no son fracasos, son oportunidades de crecimiento. Abrázalos, aprende de ellos y sigue adelante.

Tu compromiso con mejorar tu enfoque es un regalo no solo para tu vida profesional, sino para tu bienestar general y crecimiento personal. Las habilidades que estás desarrollando te servirán en todas las áreas de la vida, desde profundizar en tus relaciones hasta perseguir tus pasiones con renovado vigor.

Confía en el proceso. Mantente curioso. Sigue refinando tu enfoque. Tengo plena confianza en tu capacidad para transformar tu vida a través del poder de la atención enfocada.

Recuerda, el enfoque no se trata solo de hacer más, se trata de hacer lo que más importa con claridad, propósito y alegría. A medida que continúas en este camino, no solo te vuelves más productivo. Te vuelves más presente, más intencional y más vivo.

Así que respira profundamente. Siente la energía potencial que fluye a través de ti. Tienes todo lo que necesitas para crear la vida enfocada y plena que deseas. El viaje continúa y lo mejor está por venir.

He aquí a tu éxito continuo y los increíbles logros que te esperan en este camino de maestría. Ahora ve y enfócate: tu mejor yo te está esperando.